O CORAÇÃO

DE 100 ANOS

Américo Tângari Júnior

Introdução

Frase do escritor, professor e filósofo italiano Umberto Eco, morto em 2016 com 84 anos: "Continuamos a acreditar que vivemos numa época em que a técnica dá passos gigantes e diários... mas refletimos com menor frequência sobre o fato de que o aumento do tempo médio de vida é o maior avanço da humanidade".

Pois é preciso acreditar e promover ao máximo a frequência dessa reflexão, exatamente o que faz o cardiologista Américo Tângari Júnior ao reunir seus artigos neste livro. O "Coração de 100 anos" é uma obra a favor da vida e mostra como é possível aumentar a nossa jornada, sem mágica ou milagres, mas com a Medicina aliada à mais avançada tecnologia.

O coração de homens e mulheres baterá aos 100 anos e mais até de forma corriqueira num futuro não muito

distante, como prova a história da Humanidade. Hoje, nos países avançados, essa média já chegou aos 80 anos.

Este livro nasceu da exigência da sociedade brasileira por informações mais precisas sobre saúde e bem viver, demanda que cresceu muito após a pandemia da Covid em nosso País. Mas também em razão de sobressaltos e mortes em viagens de avião, em corridas em ruas e parques da cidade no inverno ou no verão, nos riscos do cotidiano, seja pela poluição, pela ansiedade ou pela loucura do trânsito.

Ao longo dessas páginas o leitor encontrará um leque enorme de situações, de cirurgias de bebês no útero à vida tranquila que podem levar hoje os transplantados. Tudo ao alcance da Medicina para manter em bom estado o trabalho desse músculo do tamanho do punho fechado de um adulto. Pesa apenas 340 gramas e funciona ao ritmo médio de 72 batidas por minuto - 104 mil por dia, 38 milhões por ano e algo em torno de 2,5 bilhões de pulsações ao longo da vida. Bombeia 85 gramas de sangue a cada batida, o que equivale a mais de 9 mil litros por dia. Na verdade, carrega a vida na sua batida.

E era um sonho antigo do dr. Américo multiplicar e dividir sua vasta experiência com seus pacientes e amigos. Afinal, é preciso mostrar ao público que é possível viver por mais tempo com boa saúde, desde que se previna e se cuide, a partir das orientações de seu médico.

O leitor deve imaginar que as pessoas costumam correr ao médico quando pressentem que algo grave pode ocorrer ou já está ocorrendo. Um sobressalto que pode ser bastante atenuado se houver a consciência da prevenção. Ou tarde demais.

Mas é possível viver sem esses sobressaltos, como ensina o doutor Américo.

Boa leitura.

Agradecimentos

Agradeço à minha família pelo apoio, solidariedade e amor que sustentam esta vocação pela boa saúde do coração.

E estendo este agradecimento à empresa GT Comunicação e Marketing, onde floresceu o fascínio pela escrita. Ao seu presidente, o jornalista, professor e cientista político Gaudêncio Torquato e aos jornalistas que ali trabalhavam - Luciano Ornelas, Camila Vasconcellos, Luciana Albernaz, Giovanna Zanaroli e Danielle Borges -, o reconhecimento pela força e apoio na difusão dos artigos para a Imprensa de todo o País.

Agradeço também ao Hospital Beneficência Portuguesa de São Paulo, a todos os funcionários, colegas e amigos com quais convivo desde o início de minha formação em cardiologia. Onde tive o privilégio de me especializar com a equipe do professor Zerbini, na minha opinião o precursor da moderna cardiologia do País.

Continuando com o renomado professor Dr José Pedro da Silva, que na época estava regressando da Cleveland (EUA), o primoroso trabalho de avanço na área de cardiologia, inclusive tratamentos inéditos em transplantes cardíacos e plásticas valvares até os dias atuais.

Não posso deixar de mencionar o apoio e convivência com os pacientes e amigos do Estado do Amazonas, que me agraciaram com o título de cidadania.

Dedico este livro ao meu pai (in memorian), que passou a vida aconselhando sobre saúde a todos que o procurava, e assim segue eternizado em nome de avenida, Américo S. Tângari, em Uberlândia, Minas Gerais.

Índice

1

Vai viajar?

Faça check-up

antes do check-in

A falta de hábito da maior parte dos brasileiros de não realizar exames de saúde preventivos uma vez por ano faz com que convivam sempre com o risco, um traiçoeiro que age quando menos se espera. No campo de futebol, por exemplo, pega de surpresa jogadores de fim de semana que não passaram pelo aval do médico e, na praia, espreita os que jogam vôlei sob um sol escaldante.

Mais recentemente, tem acompanhado os incautos que, dispostos a usufruir o aumento de sua renda e a possibilidade de pagar uma viagem em várias parcelas, entram no avião sem consultar o médico. O bom senso recomenda: por maior que seja o desejo de conhecer outros lugares, o check up tem de vir antes do check in. Viagens aéreas, historicamente, são cercadas pelo

nervosismo circunstancial e ansiedade, fatores aos quais se junta a quase sempre situação caótica dos aeroportos, principalmente no fim do ano e feriados prolongados.

O acúmulo de elementos, mais a predisposição familiar ou os maus hábitos colaboram para elevar o número de casos de morte súbita em aviões. Hoje, 80% são provocados pelo coração. Paradas cardíacas são muito mais frequentes do que se imagina. De acordo com a Associação Internacional de Transporte Aéreo, os ataques cardíacos chegam a somar cerca de 60% das doenças graves a bordo das aeronaves.

A morte poderia ser evitada se houvesse pronto atendimento, o que deveria incluir um desfibrilador para recompor os batimentos cardíacos, mas a lei não obriga a

presença desses aparelhos em aviões nem de médicos a bordo. As companhias aéreas dispõem de material de emergência, mas não contam com equipamentos completos para atuar numa emergência.

Só a lembrança desses aspectos deveria ser mais do que suficiente para levar à reflexão dos passageiros de avião que não possuem avaliação médica de qualidade.

Adotar a prevenção como norma de vida é fundamental para manter a saúde, evitar problemas e dar às pessoas a noção exata do que pode ou não fazer.

O coração, por exemplo, não exige muito, apenas uma consulta anual, com eletrocardiograma complementado pelo teste ergométrico, assistido pelo cardiologista. Exames de prevenção revelam se as artérias estão levando sangue de forma adequada ao coração.

Mudar hábitos também deve ser norma, o que significa passar do sedentarismo para a prática de exercícios e de frituras para alimentos mais saudáveis como saladas, verduras e frutas. Sem exceção, todos, sejam cardíacos, hipertensos ou portadores de doença pulmonar ou vascular, devem ser avaliados pelo médico antes de voar.

A recomendação se estende também aos que têm alguma doença sistêmica e que decidem se aventurar pelo mundo afora, sem qualquer orientação e cuidados. Esquecem que, em uma viagem de avião, há alterações na pressão do ar, diminuição de qualidade de oxigênio, o que afeta demais os que sofrem de asma, enfisema e bronquite,

e problemas de fuso horário, que podem levar ao estresse físico ou psicológico, inclusive gerando angústia.

Precauções são essenciais para evitar problemas numa viagem aérea. Mesmo pessoas saudáveis devem tomar cuidados em viagens que demoram cerca de cinco horas. Pernas por muito tempo na mesma posição prejudicam a circulação. É importante, pois, circular no avião, movimentar-se, ingerir bastante líquido, trocar refrigerantes e bebidas alcoólicas por sucos e , no caso de varizes, usar meia elástica.

Para os mais ansiosos, um calmante pode ser a solução na primeira viagem, mas o melhor é fazer uma psicoterapia para solucionar de vez o problema que também pode se manifestar em outras situações. Em 2019 (recorde batido antes da pandemia) foram transportadas 119,4 milhões de pessoas em todo o mundo no mercado doméstico e internacional, segundo dados da Agência Nacional de Aviação Civil (Anac).

A maior parte, com certeza, desconhece os prejuízos que o ambiente artificial do avião pode causar a quem tem alguma doença cardíaca ou respiratória, principalmente. E não se preocupa em ouvir a orientação de um médico.

Bons programas de prevenção podem diminuir os casos fatais, é cultura que precisa ser divulgada e praticada em todos os países, não só no Brasil. Afinal, é uma questão de bom senso fazer o check-up antes do check-in.

2

Esse cotidiano entre o açúcar e o sal

"A diferença entre veneno e remédio é, muitas vezes, a dose"

A lição do alquimista suíço Paracelso, um dos pioneiros da medicina moderna no início do século 16, mantém-se atual quase 500 anos depois. Pode ser aplicada, por exemplo, ao uso do sal e do açúcar no cotidiano das pessoas.

As duas substâncias, na proporção adequada, misturadas à água, compõem a solução de reposição oral contra a desidratação, popularmente conhecida como soro caseiro, que salva muitas vidas. Ingeridas em excesso, porém, e por longos períodos, causam graves problemas para a saúde.

Sua relação com o paladar começa nos primeiros meses de existência, na fase oral, quando a boca suga o leite materno. Ao longo dos anos, novos alimentos expandem as fontes de satisfação. Mas a diversidade alimentar deve ser usada com parcimônia porque o exagero gera dependência, como se constata nos casos de obesidade mórbida, nos quais a fruição só é alcançada após a ingestão de quantidades pantagruélicas de comida.

O bem-estar associado aos sabores avança na esteira das experimentações gastronômicas, haja vista a quantidade de programas e seções de culinária na mídia. Ao mesmo tempo, as recomendações de dieta se diversificam em variações incontroláveis (mais de 10 mil tipos). Extravagâncias chamam a atenção. Alguns hão de recordar a dieta recomendando comer somente gorduras para emagrecer – sob os agradecimentos penhorados do colesterol ruim.

Como equacionar a melhor conduta diante do bombardeio informativo? Por meio de um verdadeiro zigue-zague alimentar. Atenção especial deve ser dada à dupla sal e açúcar, inevitáveis em qualquer receita.

O sal está sob os altos cuidados da Sociedade Brasileira de Cardiologia, que fixa o limite de seu uso nos componentes industrializados em 20%. Basta lembrar que a tradicional refeição balanceada vem sendo trocada pela mesa de salgadinhos e outras guloseimas que as fábricas não param de despejar no mercado.

Restaurantes reduzem a quantidade, compreendendo que 20% de sal a menos não afetam o sabor das refeições. A Organização Mundial da Saúde, por sua vez, recomenda a ingestão máxima de 5 gramas de sal por dia, dosagem suficiente e necessária para abastecer de iodo o hormônio da tireóide. Atenção: estamos consumindo o dobro disso, uma ameaça ao coração.

O açúcar acima do recomendado é um dos fatores da epidemia de obesidade da era fast-food, com matriz nos Estados Unidos e sólida ramificação entre nós. Recente pesquisa do IBGE mostrou padrões altos demais na ingestão de açúcar (e também sal e gordura saturada). O destaque vai para os refrigerantes, que já aparecem entre os cinco produtos mais consumidos pelos brasileiros. A Associação Cardiológica Americana constata que os americanos consomem mais que o dobro do açúcar tolerado pelo corpo humano (100 gramas diários). Nós não estamos longe disso. Boa orientação é o consumo de açúcar in natura, inerente ao alimento, como nas frutas. Ele tem efeito positivo no organismo, gerando o que se chama de "energia limpa", combustível natural para as atividades diárias.

O cuidado com a saúde começa com a consciência alimentar. E o segredo para uma vida saudável e ativa é fazer o que dá prazer ao mesmo tempo em que se previne hipertensão, diabetes e arteriosclerose, causas comprovadas de eventos graves, como acidente vascular cerebral (AVC) e infarto do miocárdio. No Brasil, existem mais de 30 milhões de hipertensos, e estima-se que apenas 10% deles façam o devido controle.

Recordemos Aristóteles: a virtude está no meio termo, ou seja, no bom senso. Comer um salgado ou um merengue uma vez por semana não faz mal a ninguém. A pessoa conserva o bem-estar propiciado pelo paladar.

E é bom não esquecer de aumentar os exercícios físicos, diminuir as altas ingestões calóricas e manter o diâmetro abdominal abaixo de 90 cm.

São recomendações conhecidas e de resultados garantidos. Não hesite. Tome a iniciativa de atender às demandas de seu corpo e de sua mente.

3

Transplante de coração
Recomeça o ato de viver

Não basta receber um novo coração, é preciso reaprender a viver, a saborear cada momento e a olhar para o futuro, dizem pessoas que vivem com um coração transplantado há 30 anos ou mais. São os melhores exemplos da capacidade da Medicina de prolongar a vida ao máximo e protagonistas de histórias comoventes em todo o mundo.

A história dos transplantes de coração começou difícil: o primeiro ocorreu na África do Sul em 1967, mas o paciente do Dr. Christian Barnard sobreviveu por apenas

18 dias. Daí em diante a prática evoluiu rapidamente no mundo; atualmente, a sobrevida é de 85% após um ano e de 78% ao final de três anos.

Mas pode ser muito mais prolongada, com as pesquisas sobre imunologia avançando no combate à rejeição e o apoio da tecnologia nos exames mais minuciosos e precisos. Esta é a razão de ser cada vez maior o número de transplantados sobrevivendo com mais de 20 e até com 30 anos.

A qualidade de vida também melhora sensivelmente com o passar do tempo, pois eles recuperam a capacidade física, voltam a trabalhar e até a praticar esportes. O que leva o paciente ao transplante é a insuficiência cardíaca, na qual o coração não consegue bombear sangue o bastante para suprir as necessidades de oxigênio e nutrientes do organismo. Os indivíduos sentem falta de ar e os tornozelos incham, além de apresentar constantes arritmias. Essa é uma das principais causas de mortes por doenças cardíacas no mundo. E são várias as determinantes de uma insuficiência, como doenças das válvulas cardíacas, coronárias, defeitos congênitos – e todas podem ser tratadas de modo convencional.

Porém, quando o músculo reduz seu poder de contração, a insuficiência se torna mais grave e as arritmias se acentuam; aí então os médicos começam a estudar a hipótese de substituir um coração por outro sadio. Em muitos casos, a expectativa de vida não ultrapassa de seis meses a dois anos.

Podem ocorrer anormalidades adquiridas ou congênitas das válvulas ou de outras estruturas do coração, e até mesmo condições raras, como tumores. A rejeição era o obstáculo maior à sobrevida dos transplantados. Ela ocorre quando, por exemplo, uma pessoa sofre um ferimento no dedo e os glóbulos brancos entram em combate para destruir as bactérias, iniciando um processo infeccioso.

A mesma resposta se dá no transplante: o novo coração será atacado, pois se trata de elemento estranho ao corpo e deve ser eliminado. Mas os medicamentos imunossupressores evitarão esse ataque, permitindo que o novo órgão funcione. Até recentemente, os efeitos colaterais da medicação contra rejeição afastavam crianças e pessoas mais idosas dessa possibilidade.

Agora, crianças e idosos com mais de 70 anos são aceitos naturalmente como receptores. As chances de sobrevida longa dependem em parte do estado dos outros órgãos, principalmente cérebro, pulmões, fígado e rins. Os pacientes que apresentam esses problemas podem não se beneficiar do transplante.

Mas todos concordam: é decisivo para o sucesso do tratamento o estado psicológico do paciente, que deve cooperar com a orientação médica e, ao mesmo tempo, ter amparo familiar consistente. Porém, para que tudo funcione, é preciso haver um doador; ou uma família disposta a doar o coração e outros órgãos de seu ente querido recém falecido para que outro ser humano sobreviva.

As informações nesse sentido avançam pouco no Brasil, mas avançam, e a esperança é a de que as filas se reduzam ao mínimo.

Atualmente no Brasil são realizados aproximadamente cem transplantes de coração, nos Estados Unidos, cerca de 1.400 ao ano.

No Estado de São Paulo, uma Central de Órgãos da Secretaria de Saúde centraliza a lista única dos receptores cadastrados pelas diferentes equipes transplantadoras. Quando surge notificação de um paciente em coma irreversível, o computador da Central analisa a compatibilidade de peso corporal e tipo sanguíneo, seleciona o receptor mais antigo previamente inscrito e avisa à equipe respectiva para realizar a operação.

Receptores com quadros clínicos mais graves, internados em UTI, fazendo uso de medicação endovenosa ou aguardando com o coração mecânico - também uma realidade tecnológica muito atual -, recebem prioridade. E assim começará uma nova etapa da existência do paciente receptor – ou mais uma conquista da medicina para o ato de viver.

4

Muito cuidado com os termogênicos, bom evitar

O inverno é um convite à preguiça. As baixas temperaturas deixam vazios parques e academias, que nessa época do ano perdem a preferência para ambientes mais quentes e aconchegantes. Quando o verão se aproxima há um desejo generalizado de "correr atrás do tempo perdido". E é aí que mora o perigo.

A fórmula para eliminar o excesso de peso é simples e bastante conhecida. Ingerir calorias em menor quantidade e elevar o gasto calórico por meio da prática de exercícios físicos. Essa é a solução saudável e recomendada. Para alguns um método demorado, o que incentiva a busca por suplementos alimentares termogênicos, que prometem queima de gordura e disposição para a prática de exercícios.

Mas é importante alertar para os efeitos colaterais dos termogênicos no coração. A principal característica dos termogênicos é provocar o aumento da temperatura corporal, acelerando o metabolismo. O organismo, ao tentar diminuir o calor, gasta mais energia. Como consequência, pode haver aceleração dos batimentos cardíacos, pressão alta, insônia, perda total de apetite, irritação e tremor.

A solução saudável é intensificar a frequência dos exercícios físicos, contando sempre com orientação profissional. Alguns alimentos como gengibre, chá verde e canela são termogênicos naturais e podem ser utilizados com moderação O fato é que não existe milagre. Acostumar o coração, pulmão e aparelho locomotor à atividade física é um trabalho gradativo e constante.

Por isso, as pessoas devem ficar atentas:

– Exercícios físicos não devem causar dor nem cansaço excessivo. Se ocorrer, melhor interromper a atividade e procurar acompanhamento profissional;

- Nunca utilize medicamentos sem orientação. A perda de sódio e potássio, por exemplo, comum em pessoas que fazem uso de diuréticos, se torna perigosa durante a atividade física intensa. Pode causar arritmias cardíacas graves.

- Atividades ao ar livre trazem como benefício uma melhor absorção do cálcio pelo organismo. Prefira o período da manhã, quando os raios solares são menos nocivos para a pele;

- Hidratação é fundamental. Dê preferência à água!

- Consuma alimentos saudáveis e mais leves antes do exercício. Eles serão responsáveis por garantir energia para a prática das atividades.

5

O coração,

entre o barato e o caro

Uma das últimas novidades da cardiologia em caso de estenose da valva aórtica no idoso: em vez de cirurgia, usa-se o cateterismo para trocar a válvula obstruída por uma prótese de longa duração. Não é preciso mais abrir o peito do paciente, não há mais aquele sofrimento pós-operatório. Muito indicado para os velhinhos, o procedimento é possível em hospitais de ponta no Brasil. Uma grande dificuldade: é muito caro.

Outra novidade da medicina: um tipo revolucionário de stent, mola usada para desobstruir artérias do coração, já está sendo testado no Brasil com sucesso. Ao contrário dos disponíveis no mercado, feitos de aço inoxidável, este é produzido com ácido polilático, material absorvido pelo organismo. Em vez de permanecer no corpo para sempre, como os metálicos, desaparece em até dois anos.

Uma vantagem: não é considerado pelo corpo um agente estranho, o que reduz o risco de alergias e, a longo prazo, de provocar fibrose e de induzir à formação de novos coágulos, fenômenos que podem levar novamente a um bloqueio do fluxo sanguíneo. Outra vantagem: após o desaparecimento do stent, o vaso sanguíneo volta ao funcionamento normal, com sua capacidade natural de se contrair ou de relaxar, algo impossível no caso das próteses de metal. Mas, é oportuno lembrar, também é muito caro.

O mercado oferece também o coração mecânico. Troca-se o órgão doente por uma pequena máquina que faz circular o sangue. Um coração que suporta todas as tempestades da vida. Dependendo do paciente e de sua doença, eis aí o milagre do tratamento. Claro, é muito caro. E estão também disponíveis nos melhores hospitais do País as cirurgias por computadores. Mãos mecânicas são capazes de deslizar pelo corpo humano e atingir seu objetivo sem nenhum prejuízo de outras partes, com incrível cuidado e precisão. Um espetáculo, que custa muito caro.

Para ampliar a longevidade dos seres humanos, a indústria farmacêutica investe maciçamente em novas pesquisas e obtém drogas cada vez mais poderosas contra vários tipos de doenças. Hoje, o controle é bem mais eficaz pelo uso de medicação contínua para males como cardiopatias, hipertensão, colesterol, os tipos de diabetes, etc. Como são gastos milhares de dólares em cada uma dessas pesquisas, a indústria farmacêutica precisa recuperar o investimento. E as novas e melhores drogas chegam ao mercado custando muito, muito caro.

E de tecnologia em tecnologia, com custos de caro a caríssimos, chegamos ao grande desafio dos médicos nos dias de hoje: como fazer chegar ao paciente todos os recursos à disposição da Humanidade num país carente como o nosso? Mesmo sabendo que há formas para ampliar a longevidade, temos de nos limitar a recursos já ultrapassados.

Todos os novos produtos da medicina estão na vitrine, é possível alimentar por eles o desejo de consumo, mas ficará nisso, no sonho e na contemplação. São poucos os brasileiros em condições de investir por enquanto num cateter (e se livrar da cirurgia cardíaca) ou em um stent absorvível. Quanto a drogas, a maioria deverá se limitar aos remédios da farmácia popular, pouco eficazes se comparados aos novos produtos.

Precisamos fazer, a partir disso, uma reflexão sobre uma tecnologia em constante evolução e cada vez mais inacessível ao nosso povo. A Associação Médica Brasileira informa que, dos quase 200 milhões de brasileiros, cerca de 150 milhões dependem exclusivamente do sistema público de saúde, numa fila interminável à espera de consultas, exames e cirurgias.

Para que se tenha uma ideia do drama, só na cidade de São Paulo havia, em meados de 2023, quase meio milhão de pessoas na fila por atendimento na rede municipal de saúde em todas as especialidades. O tempo de espera é de oito meses. Pior: a maioria dos planos de saúde não paga cirurgias mais complexas. Concorda, quando muito, com procedimentos convencionais, às vezes pouco eficazes, em hospitais equipados precariamente. Ademais, quem pode pagar por um coração mecânico nem precisa de plano de saúde.

Mas não estamos num sambódromo para desfilar queixas ou unir num mesmo samba-enredo o luxo e a miséria da medicina. Estamos na ante-sala brasileira para curar nossos doentes, seja com o material de última geração ou com o surrado almoxarifado público e de planos ausentes na hora em que o paciente necessita. Donde se conclui que, no Brasil, o médico precisa também navegar com um pé em cada canoa.

6

Sedentarismo e obesidade, os males do século

A humanidade chegou até aqui caminhando. Na verdade, deu um passo além: foi até à Lua. O fato é que, em nossa origem, éramos nômades. Para sobreviver, fazíamos longas caminhadas diárias, quando não nos deslocávamos do habitat natural, abandonado por alguma razão que deixara de propiciar as mínimas condições de vida. Íamos para outras regiões – muitas vezes longínquas, mas menos inóspitas.

Milhões de anos depois evoluímos muito. Criamos tecnologia para quase todos os nossos desafios. Mas adquirimos também hábitos pouco saudáveis, muitos dos quais estão na origem dos principais males modernos. Um deles é o sedentarismo que, aliado ao consumo abundante de alimentos pouco saudáveis, está provocando uma verdadeira epidemia de obesidade, mal que é gatilho para várias doenças modernas como as cardiopatias, diabetes, a hipertensão arterial, câncer, colesterol nocivo, problemas respiratórios, renais e digestivos - para citar os mais recorrentes.

A Organização Mundial da Saúde (OMS) já classifica a obesidade como uma epidemia, pois contabilizou mais de 300 milhões de obesos no mundo, um terço dos países em desenvolvimento. E vai além: para OMS, a obesidade está entre os dez principais problemas atuais de saúde pública internacional.

No Brasil não é diferente. Segundo o Ministério da Saúde, a parcela da população cujo Índice de Massa Corporal (IMC) é igual ou superior a 30, considerada obesa de primeiro grau, passou de 11,4% para 13,9% em apenas três anos, entre 2006 e 2009. E a tendência é aumentar. Estima-se ainda que quatro milhões de brasileiros tenham atingido o estágio de obesidade grau três, ou mórbida, quando o IMC chega a 40.

Tudo isso é preocupante. Claro, ninguém vai voltar às cavernas. Mas está cada vez mais evidente o equívoco que se comete quando se considera a obesidade apenas um problema estético. Não é – é questão de saúde. E é sob esta perspectiva que deve ser combatida, assim como o sedentarismo. Com bom senso, ponderação e, sobretudo, sob supervisão médica. A boa notícia é que a medicina evoluiu muito e vem, a cada ano, realizando descobertas, revendo parâmetros ultrapassados – enfim tornando acessíveis diagnósticos, métodos e protocolos que auxiliam os indivíduos a buscar uma vida mais saudável e mais longeva.

Informação e moderação são aspectos cruciais nesse combate aos males do século 21. Por exemplo, há pessoas que por razões estéticas buscam medicamentos para emagrecer como se estes fossem panacéias universais. Não há dúvida que esses recursos podem ser muito úteis para alguns indivíduos claramente diagnosticados como obesos mórbidos. Mesmo para estes, no entanto, é fundamental a informação de que a administração deve ser monitorada pelo médico, uma vez que pode implicar em efeitos colaterais deletérios.

Tenho enfatizado que cada indivíduo é único, daí a relevância de acompanhamento constante a cada intervenção que mexa com seu organismo. Isto vale tanto para medicações como para a prática de exercícios físicos. A prevenção da obesidade é relativamente simples e consiste em equilibrar a ingestão calórica com o dispêndio energético. Se um indivíduo ingerir 3 mil calorias por dia e gastar o mesmo, manterá seu peso corporal. Se ingerir o mesmo, e despender em exercícios 1 mil calorias a mais, emagrecerá.

Mas até a recomendável prática de exercícios físicos precisa ser orientada e supervisionada por profissionais qualificados para identificar em cada indivíduo suas peculiaridades, vulnerabilidades e potenciais. Uma simples caminhada pode ter consequências indesejáveis, perversas ou inócuas, dependendo do caso, se não for bem avaliada por profissional que leve em conta os limites e características de cada pessoa que o procura.

Isso não quer dizer que não existam algumas regras gerais. Por exemplo, é consenso que praticar exercícios físicos e diminuir os excessos em ocasiões naturalmente prazerosas, como os happy hours – dos quais ninguém deve se privar – são recomendações para todos. Assim como a indicação para se evitar a ingestão de alimentos com altas concentrações calóricas e ficar atento para manter o diâmetro abdominal abaixo de 90 cm.

Sabe-se igualmente que a ingestão de gorduras nem sempre causa danos. Ao contrário, há as gorduras benéficas com relevantes funções fisiológicas que protegem nossos órgãos vitais e são fontes cruciais de energia, coadjuvantes das proteínas e dos carboidratos – estes com notória limitação em sua capacidade de retenção pelo organismo. Além disso, está comprovado que em torno de 4% das gorduras corporais agem para absorver choques, um espécie de escudo protetor contra traumatismos, externos e internos, e abruptas variações térmicas.

Em suma, evoluímos muito desde as ancestrais cavernas até as nuvens contemporâneas da internet. Acumulamos conhecimentos que podem tornar a caminhada humana mais prazerosa e saudável. Devemos, porém, desenvolver mais uma habilidade que, se pudesse sintetizar em uma palavra, diria que é equilíbrio. Afinal, como bípedes, somos inatos nisso. Falta ampliar este atributo para todos os aspectos de nossa vida cotidiana.

7

Monitor cardíaco
e exercícios físicos

Cada pessoa é única e isso vale tanto em seu sentido mais amplo, humanista, como no do médico-científico. Quanto a este último, as diferenças entre os indivíduos são particularmente relevantes. Os avanços da medicina moderna já identificam com clareza que as pessoas diferem em inúmeras características como tamanho do coração, massa muscular, diâmetro ósseo, tipo de fibra muscular, distribuição de gordura, flexibilidade, dentre tantas outras.

Por outro lado, são sobejamente reconhecidas as vantagens dos exercícios físicos periódicos para a saúde. Sabe-se, igualmente que, em razão das diferenças individuais, a avaliação médica é imprescindível na prática de tais exercícios, bem como seu acompanhamento. É notório que alguns obtêm mais rapidamente os objetivos a que se propõem quando se dedicam a atividades físicas em poucas semanas, em alguns casos, enquanto outros têm de suar durante meses para obter resultados idênticos.

Daí a importância de cada pessoa conhecer e respeitar suas características e seus limites. A boa notícia é que a medicina conta hoje com equipamentos capazes de evitar indesejável sobrecarga sobre o organismo, eventual estresse ou demanda maior que o parâmetro adequado a cada organismo, impedindo assim comprometimento sobre o sistema fisiológico, ou mesmo, a função cardíaca.

Há, inclusive, padrões e regras consagradas e cientificamente comprovadas para que, respeitadas as diferenças individuais, seja possível alcançar os inegáveis benefícios dos exercícios físicos sem colocar em risco a saúde de seu praticante. Só para citar alguns exemplos, já está estabelecido pela literatura médica que pessoas obesas, hipertensas ou com moléstias cardíacas devem dar prioridade à caminhada como exercício, três vezes por semana, por período de 40 minutos e buscando manter 50% e 70% da frequência cardíaca máxima.

No passado, seguir recomendações como essas envolvia um conjunto de dificuldades. Atualmente, porém, a Medicina e os indivíduos podem contar com uma moderna e acessível tecnologia assim como profissionais gabaritados para a prática segura da atividade física que, recomendável em qualquer caso, agrega, além dos benefícios à saúde, prazer, alegria e autoestima.

Um desses equipamentos é o monitor cardíaco, conhecido tecnicamente como frequencímetro. Antes restrito ao uso por atletas profissionais em corridas ou mesmo caminhadas de grande esforço, o sensor atualmente se torna acessível a grande número de pessoas – deixou de ser privilégio dos profissionais do esporte

para se tornar um poderoso aliado a todos os que buscam a boa, segura e, sobretudo, saudável prática de exercícios físicos.

Não por outra razão é recomendado pelos médicos a indivíduos que se submeteram a cirurgias cardiovasculares ou têm propensão a alguma doença neste que é, sabidamente, o órgão crucial para uma vida de plena saúde. Entretanto, e embora não haja contraindicação para o monitoramento cardíaco por aparelhos, a prescrição de um médico para cada caso é crucial.

É este profissional que está apto para determinar, em cada caso específico, qual o risco de se manter o batimento cardíaco acima da frequência máxima ou, ao contrário, apontar quando a manutenção deste parâmetro em nível muito baixo pode tornar a prática do exercício absolutamente inócua.

O fato a se comemorar é que, graças à tecnologia, a salutar prática dos exercícios físicos se torna cada vez mais acessível a um grupo crescente de pessoas. E o melhor é que este avanço não para. Em breve, as pessoas poderão fazer o monitoramento da frequência cardíaca a elas indicada utilizando seus próprios celulares.

Com isso, multiplicam-se as possibilidades de aumento da qualidade de vida de parcelas mais abrangentes da população, reduzem-se os riscos inerentes às peculiaridades e limitações de cada indivíduo e, principalmente, assegura-se a popularização de práticas como a dos exercícios físicos, os quais, certamente, produzem incontáveis benefícios à saúde pública.

8

Prevenir,
melhor remédio
para os males do coração

Os bons de coração estão aí pela vida sempre dispostos a ajudar o próximo, geralmente serenos e prestativos; também temos os maus - e desses é aconselhável manter uma distância estratégica. Mas o mapa do homem não é assim tão simplista a ponto de dividi-lo em bom e mau. As variantes vão além da imaginação.

Existe aquela gente muito calma, quieta no seu canto, que pouco participa da vida alheia e pouco se abre para que se possa conhecê-la. Por viver num casulo, não se sabe se lá no fundo convive um ser realmente em paz consigo mesmo ou se há um turbilhão de emoções confinadas pelo temperamento.

Assim como se espalham os estourados, sempre dispostos ao grito ou a uma pancadaria ao menor sinal de incompreensão, desaforo ou desafio – quase sempre irascíveis, um tipo frequente no trânsito ou nos estádios de futebol. Diz-se que esses de pavio curto tem coração forte, pois extravasam no ato as fortes emoções. Ou será que seu coração não envelhece mais cedo por viver em constante posição de combate?

Ao desenhar os perfis psicológicos, veremos ao final um ponto comum aos seres humanos: todos querem seguir seu rito de passagem pela vida com muita esperança de torná-la a mais longa possível, de acordo com a herança genética recebida. Afinal, importante mesmo é viver - quanto mais tempo, melhor, de preferência com boa saúde.

É nesta parte que deve entrar o perfil do coração de verdade, a bomba de sangue que bate em nosso peito, irriga o corpo e determina, em geral, o tempo da viagem. Aí não se trata de bom ou mau, calmo ou agitado, mas o que funciona. Então, trate de cuidar bem dele, antes que se vingue e o coloque numa mesa de operação. Corações maltratados são assim, rebeldes, sensíveis e descompassados.

Para começar, o melhor de todos os remédios é apenas um verbo que todos conjugam, mas poucos o transformam em hábito: prevenir. É o único que não contém contraindicações. Aliás, existe, sim, uma única contraindicação: o custo para pessoas carentes. Como dependentes de saúde pública podem contar com prevenção em ambientes precários como aqueles em que doentes são esquecidos em macas de corredores imundos? Como esperar então por uma tomografia e outros procedimentos numa fila de meses? Enfim, saúde pública é um dos pleitos das manifestações que se espalham pelo País.

Mesmo que não tenha na família um parente com histórico de doença coronariana, ou que não tenha nenhum sintoma, ainda que se sinta forte como um touro ou esportista, não perca a oportunidade de constatar que nenhuma violenta emoção (nunca se sabe quando virá, ou se virá) poderá nocauteá-lo de repente.

Certifique-se de que a máquina se encontra em perfeito estado de conservação. Procure um médico e faça os exames para não entrar nesta triste estatística: as doenças cardiovasculares são responsáveis por mais de 30% das mortes no Brasil, entre elas AVCs, hipertensão, ataque cardíaco, aterosclerose e outras.

A maioria resulta de um estilo de vida inapropriado e entre os principais fatores que ocasionam estas doenças estão má alimentação, tabagismo, álcool, sedentarismo, obesidade, além do estresse do dia-a-dia. Pode-se não fumar nem beber nem caminhar. Mas viver sem estresse nas grandes cidades brasileiras é quase um milagre.

De todo modo, convém ficar atento aos sintomas que se manifestam em quase todas as doenças do coração ou que podem indicar algum tipo de comprometimento cardíaco:

- Falta de ar, ao repouso ou ao esforço;
- Dor no peito, em virtude de má circulação sanguínea no local;
- Cansaço fácil;
- Desmaio, após atividade física intensa;
- Palpitações ou taquicardia;
- Tosse seca persistente;
- Pressão alta;
- Cor azulada nas pontas dos dedos ou unhas;
- Tonturas;
- Varizes;
- Má circulação nas pernas;
- Impotência sexual;
- Inchaço nos tornozelos.

Alguns sintomas podem ser confundidos com um simples mal-estar. Sudorese, tremores e falta de ar também estão entre as manifestações ou sinais de princípio de infarto agudo do miocárdio. É importante fazer um check-up uma vez por ano; noites bem dormidas e programas culturais também ajudam a relaxar – nesse caso, use sem moderação. Enfim, faça da prevenção seu principal aliado, mantenha o compasso da máquina e viva intensamente. Seu coração merece; afinal, é sua sobrevivência.

9

O coração infeliz
desta vida brilhante

O jovem executivo entra nessa corrida de obstáculos e, como Usain Bolt, se prepara para grandes prêmios e medalhas de ouro pela vida. Seu trabalho é reconhecido – a recente promoção comprova isso – e a vida longa promete todo o brilho de estrela. Por isso trabalha de 13 a 14 horas por dia, mais de 90 horas por semana, almoça apressado, nem janta, come qualquer bobagem para enganar o estômago e segue em frente. Lembra-se de algum detalhe idiota no trânsito, faltou uma palavra naquele paper, pega o celular e liga para a empresa, nem se importa com o guarda e a multa; continua com a cabeça lá, no trabalho.

No fim de semana, dá uma passada obrigatória no escritório para marcar presença com a chefia; afinal, nas noites de sábado e domingo é preciso abrir o notebook para arredondar as ideias daquele projeto. Férias? Nem pensar. Tem algum estresse, é fato, mas isso conta pontos a favor; afinal, a empresa gosta muito de executivos dedicados como ele. A mulher reclama, os filhos não vêem mais o pai. Mas a família há de entender a carreira, o sonho profissional, a realização. Além do mais, como viver com esse conforto sem o dinheiro da empresa, essa mina de ouro?

Nosso jovem executivo, de tão apressado nessa corrida, nem percebeu: a fila andou, o tempo passou, e ele continua na sua batalha diária pela glória. Mas há outros jovens idealistas e loucos como ele empurrando-o para fora da companhia, na velha briga de foice pelos melhores postos e melhores salários. Os filhos cresceram, a mulher se distanciou, dos amigos nem se lembra mais. E, além do mais, é agora proprietário de uma formidável barriga e outro tanto de estresse, com todas as suas consequências físicas e psicológicas. No seu caso, o estresse virou sofrimento.

Tons de grisalho nos cabelos, o caro executivo perdeu boa parte de sua passagem pela Terra consumindo glória, agora terá de recomeçar para recompor a mente e o corpo. Se é que o coração saiu ileso de tanta ganância ou ambição desmesurada. De todo modo, alguma coisa nosso personagem esqueceu pelo caminho: a vida. É importante saber que todo ser humano padece de estresse, que nos acompanha desde o nascimento. O problema é o exagero, essa carga de tensão que se acumula até provocar consequências desagradáveis. Como um infarto, por exemplo.

Preste atenção a esses números: 315 mil pessoas morreram no País ano passado em virtude de doenças do coração. Esta é a segunda causa de óbito no País, atrás do acidente vascular cerebral. No mundo, os problemas cardiovasculares são responsáveis por quinze milhões de mortes anualmente. O maior pecado é o desleixo com a prevenção: ignorar os exames periódicos, como o de sangue e o eletrocardiograma, que permitem ao clínico avaliar os fatores de risco e o histórico de cada pessoa. Como um automóvel, o motor humano, depois de muita quilometragem, carece de prevenção e revisão.

O coração tem inimigos mortais, como o colesterol alto, o sedentarismo e o tabagismo. Os dados são assustadores: de 11% a 20% da população adulta com mais de 20 anos sofrem de hipertensão arterial, problema presente entre 40% a 60% nas pessoas que desenvolvem um infarto do miocárdio. E os grandes vilões são estresse e ansiedade, fatores que prejudicam o sono e a alimentação, aumentando a adrenalina. Daí vem a hipertensão, carga a mais para sobrecarregar o coração. Ninguém pode esquecer que um sono de seis horas seguidas, todas as noites, é fundamental para a saúde. Do mesmo modo, o sedentarismo deve dar lugar às atividades físicas.

Além de caminhadas, a participação em atividades culturais colabora para o controle emocional e harmoniza o pensamento.

Um estudo norte-americano constatou algumas das principais causas de sofrimento no trabalho: pressão e responsabilidade, incapacidade de aceitar as próprias falhas, culpa pela desinformação, falta de tempo para a família, falta de apoio de pares ou superiores, frustração e falta de domínio sobre o futuro, falta de reconhecimento, tarefas estafantes, repetitivas e pesadas, medo de perder o emprego, obrigação de efetuar cortes, enxugamento ou redução de pessoal e, por fim, assédio moral.

Nos Estados Unidos, os gastos das empresas com o estresse e suas consequências são estimados em 300 bilhões de dólares por ano. No Brasil ainda não se sabe. A gravidade do problema vem sendo comparada ao alcoolismo, à depressão, à dislexia ou à compulsão sexual, questões sobre as quais muitos executivos começam a falar mais abertamente. Atualmente, homens e mulheres de negócios são o principal alvo de estudos sobre estresse. As pessoas às vezes só percebem quando o corpo pede uma pausa - a produtividade cai ou a memória dá sinais de fadiga. A essa altura, já não dá mais para esconder que o estresse existe e que, de fato, é um problema. Portanto, passou da hora de pensar só no trabalho. Tudo o que não fez durante a escalada para subir a montanha, é preciso começar na hora de descer.

Então, recomenda-se bom senso nessa hora: procurar o médico, fazer um check-up e, principalmente, dar valor à vida.

10

Coração em forma, promessa de Ano Novo

Confesse: em mais essa virada do ano você prometeu parar de fumar, beber menos, fazer longas caminhadas e exercícios, trabalhar menos e descansar mais, dedicar mais tempo aos filhos, reduzir a circunferência dessa barriga de cerveja, frequentar religiosamente a academia, economizar dinheiro para aquela sonhada viagem à Europa.

Você prometeu, como no ano passado, ler mais, conviver em harmonia com a sogra, ser mais feliz, viver intensamente, passar menos tempo à frente do computador... Prometeu que, no próximo ano, será mais paciente no trânsito; prometeu até ser indulgente com a reputação da senhora mãe daquele motorista que veio do nada e entrou na sua frente no meio de uma longa fila e ainda avançou pelo acostamento. Sem educação, safado, aproveitador – mas será perdoado. Promessa é dívida, até numa situação desaforada como essa. Confesse também: depois da noitada de réveillon, você acordou no dia 1º com uma tremenda ressaca e mais da metade das promessas feitas já foi para o espaço. Como em anos passados. Não há ânimo para caminhada, muito menos disposição para exercícios; a visão turva não deixa ler.

Quem sabe começa na semana que vem? Ou em fevereiro, uma vez que a agenda de janeiro está cheia de churrascos de fim de semana, festas, encontro com os amigos, sábado e domingo na praia... Mas fevereiro tem carnaval, tem um Fusca e um violão, sabe como é? Em março não dá, precisa do dinheiro para compensar aqueles gastos do começo do ano como IPVA, IPTU, matrículas, material escolar dos filhos... Ainda por cima virão as águas de março fechando o verão.

Mas aí já estamos em abril, o trabalho está a mil, e depois não é mês de se começar nada. Quase meio de ano. Deixemos então para o outro ano. Aí, sim, quem viver, verá.

Aí sim, nada. Hora de acordar, gentil leitora, caríssimo leitor: enquanto vocês vão enganando a si próprios com essas promessas inúteis, a vida passou, vocês de nada aproveitaram e a régua está chegando ao fim.

Como se sabe, todos temos uma régua da vida, que vai encurtando à medida que o tempo passa. Se você já caminhou mais da metade dessa régua, por exemplo, significa que o tempo a percorrer até o final está mais curto. Falemos claro: é curta essa passagem da terra para o além. Então, prolongue a vida ao máximo, vale a pena esse caminho mais longo, aproveitando todos os prazeres da existência. Firme um compromisso com você: chegar à velhice esbanjando saúde. Não se limite a essas promessas passageiras.

Não há segredo nem mágica: comece por procurar seu médico, que vai lhe indicar um caminho seguro, com exames periódicos, uma dieta adequada, o lado bom e o ruim dessa caminhada. É bem mais importante do que se imagina. Especialmente se você observar esses números: cerca de 315 mil pessoas morreram no Brasil ano passado em virtude de doenças do coração. Esta é a segunda causa de óbito no País, atrás do acidente vascular cerebral. No mundo, os problemas cardiovasculares são responsáveis por quinze milhões de mortes anualmente. O maior pecado é o desleixo com a prevenção. Um dia nosso corpo cobra todos os excessos da juventude e da idade adulta. Então é o momento de ter recursos para pagar a conta. Comece pelo check-up e hábitos mais saudáveis.

11

O homem de 100 anos

O avanço da tecnologia nos leva a imaginar um mundo de ficção científica, com todas as facilidades das coisas ao alcance da mão: carros elétricos sem motorista atendendo ao chamado pelo smartphone; energia solar ou eólica em abundância para limpar a atmosfera; cidades sem trânsito, poluição ou barulho; alimentos puros produzidos em espaços menores; computadores capazes de compreender melhor a Humanidade para tentar harmonizá-la; educação de alta qualidade acessível a crianças de todo o Planeta.

Então, o melhor a fazer é trazer a imaginação para a realidade, pois tudo isso está em fase avançada de desenvolvimento e não é nenhum exercício de futurologia acreditar nesse novo mundo funcionando dentro de vinte anos. Pois é, vinte, apenas.

O mais fantástico de tudo é que a tecnologia vai, ao mesmo tempo, alongando a vida dos seres humanos e já é possível vislumbrar uma longevidade para além dos cem anos para boa parte da população mundial. Aparelhos de alta precisão poderão antecipar diagnósticos ainda difíceis de detectar. E se robôs podem realizar hoje cirurgias mais delicadas, imagine-se daqui a duas décadas.

Mas não há projeto para milagre – isso ainda pertence ao departamento de divindades. Por isso, o coração deve estar preparado para bater por muito mais tempo, desde que se cuide bem dele, com visitas periódicas ao cardiologista, exercícios rotineiros, uma vida saudável, sem estresse e sem vícios ainda comuns, como o sedentarismo ou o cigarro. Esta parte não muda, mesmo porque nenhuma tecnologia pode prever a reinvenção do homem.

A média de vida aumenta três meses a cada ano. Em 2013, a expectativa de vida era de 79 anos nos países desenvolvidos e no ano passado aumentou para 80. É um aumento natural, de forma que em 2037 a vida média naqueles países estaria por volta de 85 anos pelas condições atuais. Estaria, se o futuro não viesse tão depressa.

A conta no Brasil é mais modesta, de 72,7 anos atualmente. Mas vem aumentando, em razão do crescimento econômico. Essa longevidade serve para avaliar a qualidade de vida da população de um determinado lugar. Mas bem sabemos que o Brasil ainda se encontra capenga diante dos países desenvolvidos. Depois, o percentual médio brasileiro no quesito esperança de vida não reflete a realidade, pois particularidades regionais são camufladas e oscilam de Estado para Estado.

É o resultado de uma história errante desde o Descobrimento. E por maior que seja a pressão da sociedade por serviços básicos de qualidade, os governantes em geral ainda não conseguem retribuir para o povo uma das mais elevadas cargas tributárias do Planeta. O certo é que a civilização avança e mesmo países em desenvolvimento como o nosso e os mais pobres, como a maioria dos africanos, acabam por acompanhar lentamente, apesar dos pesares.

Um dos avanços na área da medicina deve entrar em operação em breve: um software desenvolvido pela empresa de sequenciamento genético Ilumina em parceria com a IBM Watson para fornecer relatórios mais precisos no combate ao câncer. Por meio de uma amostra do tumor do paciente, o sistema de computação cognitivo poderá analisar os dados, de modo que o médico tenha informações minuciosas para um ataque mais eficaz à doença. E bem no início, fundamental para a cura.

Na área cardiológica, os avanços também são rápidos e permanentes, desde os transplantes e a descoberta de novos medicamentos para evitar a rejeição, passando pelos stents – que, em muitos casos, evitam as cirurgias mais invasivas -, cirurgia robótica, corações mecânicos e outros tratamentos cada vez mais eficientes. Se o paciente contribuir com uma existência saudável, essa bomba de sangue do organismo seguramente vai sobreviver por mais de cem anos, sem sobressaltos.

E tudo leva à prevenção. Como o Tricorder, em vias de chegar ao mercado - um aparelho portátil para autodiagnosticar condições médicas e coletar sinais vitais básicos em questão de segundos. Ele pode, por exemplo, digitalizar a retina, colher amostra de sangue ou medir a respiração – e ainda analisar 54 biomarcadores para identificar doenças.

Nem o humor e a mentira vão escapar. O aplicativo "Moodies" poderá mostrar se o portador está bem ou mal humorado. E em 2020 haverá aplicativos para revelar, por meio de expressões faciais, se alguém está mentindo. Basta imaginar um debate político... Em breve não precisaremos mais de automóveis, a locomoção será por carro autônomo. Na verdade, vamos precisar de 90 a 95% menos de carros e os estacionamentos poderão virar parques. O mais importante: um milhão de vidas será salvo em razão disso. Hoje, um milhão e duzentas mil pessoas morrem a cada ano em acidentes de trânsito em todo o mundo – o que equivale a um acidente a cada cem mil quilômetros. Com a condução autônoma, esse número deve cair para um acidente a cada dez milhões de quilômetros. As principais indústrias automobilísticas serão Tesla, Apple, Google.

Em seu livro "Crônicas de uma Sociedade Líquida", Umberto Eco dizia que "continuamos a acreditar que vivemos numa época em que a técnica dá passos gigantes e diários... mas refletimos com menor frequência sobre o fato de que o aumento do tempo médio de vida é o maior avanço da humanidade".

E lembrava: "Os computadores já eram anunciados pela máquina calculadora de Pascal, que morreu aos 39 anos e já era considerada uma bela idade. A propósito, Alexandre Magno e Catulo morreram aos 30, Mozart aos 36, Spinoza aos 45, São Tomás aos 49, Shakespeare e Fichte aos 52, Descartes aos 54 e Hegel, velhíssimo, aos 61". Umberto Eco morreu em fevereiro do ano passado aos 84 anos.

Como se vê, a tecnologia apressa a chegada das coisas, mas o que importa mesmo é alongar a vida dos homens, sem nenhum milagre à vista no periscópio. O que há é muita inteligência a serviço do bem-estar da civilização. Que não funciona, sem a batida firme do coração. E se assim é, façamos um brinde aos cem anos.

12

Não deixe a crise abalar seu coração

O dólar rompeu a barreira dos R$4, maior cotação desde a entrada em cena do Plano Real em julho de 1994. Assusta como o País empobreceu tão rápido. No acumulado dos últimos doze meses, a taxa de desemprego aumentou bastante; hoje, são mais de oito milhões de desocupados no País – outro tanto está com o coração descompassado, à espera do mesmo caminho, pois ninguém sabe até onde vai essa crise.

A inflação chegará logo aos 10% e o PIB (a riqueza produzida pelo País) vai recuar mais. E não tem nada no horizonte que não possa piorar, com o arrocho fiscal, a volta da CPMF e as ondas de um impeachment roçando as paredes do Palácio do Planalto. Nesse tsunami de más notícias, como fica a saúde do brasileiro? Afinal, a angústia acompanha essa incerteza provocada pelas crises econômica, política, moral e ética que tomaram conta do País. A Lava Jato, por sua vez, dá o tom do mar de lama nesses tempos.

O cidadão perde o rumo e muda o padrão de vida. Com as lojas fechando, a indústria demitindo e o desemprego crescente, o olhar para o futuro é desanimador; os filhos podem ter de mudar de escola, outros cursos serão abandonados, a TV paga cortada e o lazer reduzido. Até a mudança para um bairro mais distante é levada em conta nessa hora. Com o passar do tempo, a ansiedade se transforma em estresse, fator de risco para o coração.

E aí mora o perigo: não se pode permitir que a crise abale sua saúde. É de posse desse patrimônio que o brasileiro conseguirá suportar os tempos difíceis e atravessar firme para um novo período de bonança – que virá, mais cedo ou mais tarde, como ocorre em todo o mundo. Se perder a boa forma, o resto pode se comprometer para sempre.

Ainda que o dinheiro comece a ficar escasso no bolso, não deixe de consultar o seu médico, fazer todos os exames e seguir as orientações. O coração palpita mais acelerado em tempos de crise, mas não pode parar nem ficar doente. Não espere que os sintomas se manifestem de maneira mais aguda para tomar as providências. Algumas dicas são fundamentais para evitar uma surpresa, pois as doenças cardiovasculares são responsáveis por mais de 30% das mortes no Brasil, entre elas AVC`s, hipertensão, ataque cardíaco, aterosclerose e outras.

Para começar, o bom senso há de pautar a conduta. Se você é cuidadoso com sua saúde, mantenha as boas práticas, como as caminhadas habituais e o acompanhamento médico. Exercícios físicos são sempre recomendáveis. Ao mesmo tempo não se pode esquecer que cada indivíduo tem suas limitações e é importante conhecê-las para não se exceder.

Importante saber que é necessário acostumar o coração, o pulmão e o aparelho locomotor num trabalho gradativo, que requer acompanhamento profissional constante. Depois, seu histórico clínico deve ser atualizado com novos exames para evitar surpresas.

Para quem não pratica nenhuma atividade, ou o faz esporadicamente, o cuidado deve ser redobrado. Certifique-se de que a máquina se encontra em bom estado de conservação. Procure um médico e faça os exames para não virar estatística na área das doenças. A maioria dos problemas resulta de um estilo de vida inapropriado; entre os principais fatores que ocasionam doenças cardiovasculares estão má alimentação, tabagismo, álcool, sedentarismo, obesidade, além do estresse do dia-a-dia. Convém ficar atento aos sintomas que se manifestam em quase todas as doenças do coração ou que podem indicar algum tipo de comprometimento cardíaco:

-- falta de ar, ao repouso ou ao esforço; dor no peito, em virtude de má circulação sanguínea no local; cansaço fácil; desmaio, após atividade física intensa; palpitações ou taquicardia; tosse seca persistente; pressão alta; cor azulada nas pontas dos dedos ou unhas; tonturas; varizes; má circulação nas pernas; impotência sexual; inchaço nos tornozelos.

Alguns sintomas podem ser confundidos com um simples mal-estar. Sudorese, tremores e falta de ar estão entre os tipos de manifestação que o organismo também utiliza como sinal de princípio de infarto agudo do miocárdio.

Importante saber que o maior pecado é o desleixo com a prevenção: ignorar os exames periódicos, como o de sangue e o eletrocardiograma, que permitem ao clínico avaliar os fatores de risco e o histórico de cada pessoa. Como um automóvel, o motor humano, depois de muita quilometragem, carece de prevenção e revisão.

Enfim, a crise faz seus estragos na população, interrompe carreira, provoca mudança de hábitos e fornece um cenário de futuro sombrio. Saiba enfrentar esse período, uma vez que saúde é o mais valioso de todos os bens. O resto se recupera; saúde, nem sempre.

13

Um coração de criança

Crianças e adolescentes adoram hambúrguer, ainda mais com aquele catchup escorrendo pelos dedos; passam ali horas a fio, nas praças de alimentação dos shoppings, "lambendo podre delícia", como na música de Milton Nascimento e Fernando Brant. Uma farra regada a muito açúcar, gorduras e sódio. Uma delícia também para algumas mães, que se valem do gosto de seus filhos pelo fast food para se livrar de algumas obrigações caseiras. Se for só num fim de semana, ainda passa.

Depois, se as crianças já estão um pouco roliças, a pele esticada nos contornos arredondados das faces e da cintura, essas mães ficam felizes, sinal de saúde. Uma herança do passado, quando se pensava que criança com sobrepeso era criança saudável. Não corria nem pulava como as outras, mas comia bem, graças a Deus! E a bochecha gorda ficava à disposição daquele tio chato que vinha beliscar e apertar.

Pois bem, senhores pais: livrem-se desses costumes, evitem que se tornem rotineiros; é um grande passo para a boa saúde de seus filhos no futuro. Por mais que eles insistam, desviem o rumo para outros endereços dentro ou fora dos shoppings. Criança obesa não é saudável; ao contrário, pode estar a caminho de uma vida de tormentos no cuidado com a saúde.

O problema não é só aquele passeio ao shopping ou o mau hábito: é a rotina, a insistência nesse tipo de alimentação. Prazer que se torna um perigo também na pizza de todo dia. É mais fácil pegar o telefone e pedi-la em casa, mas saiba que a consequência pode ser danosa. É muito importante que se saiba que nada pode ser proibido como numa ditadura, nem o hambúrguer. O que vale mais é o bom senso, a informação usada para o bem.

Um estudo recente da Universidade de Oxford veio comprovar mais uma vez que a obesidade infantil pode trazer mais riscos do que se supunha anteriormente. Crianças com peso acima do normal têm um risco de 30% a 40% maior de, no futuro, sofrerem enfarte e outras doenças em comparação às outras com índice de massa corpórea (IMC) normal.

Mas sabemos que a principal causa da obesidade é a má alimentação, seguida pelo sedentarismo. Os hábitos alimentares, ao contrário do que muitos imaginam, são consequência dos estímulos recebidos na infância.

Os pais devem ser os maiores incentivadores dos filhos para a ingestão de alimentos ricos em vitaminas como frutas, legumes e verduras. A prática de atividades físicas desde cedo faz crescer o gosto pelo esporte e é importante aliada no combate a problemas cardiovasculares na fase adulta. Isto ajuda o coração a desenvolver artérias colaterais, que no futuro poderão ser fundamentais para a saúde vascular. Crianças devem ser incentivadas a apreciar a atividade esportiva associada a diversão, especialmente em grupo, como futebol, natação, vôlei, basquete e jogos recreativos, que requerem movimentação corporal (pega-pega, esconde-esconde etc).

O fato é que o coração de uma criança tem características próprias a serem consideradas no momento da avaliação médica, da infância até a adolescência. Qualquer situação anormal identificada pelo pediatra deverá ser investigada por um cardiologista.

Segundo a Fundação Oswaldo Cruz (Fiocruz), cerca de 15% das crianças e 8% dos adolescentes são obesos. E oito em cada dez continuam a ter excesso de peso na fase adulta. Portanto, reflita: vale muito mais a pena fugir de um hambúrguer do que uma corrida inesperada ao hospital.

14

A boca e seus perigos

Escovar os dentes conforme orientação do dentista e manter as gengivas sadias não são apenas hábitos saudáveis, em nome de um sorriso bonito ou contra o mau hálito. Vai muito além: estudos dos principais centros de pesquisa do mundo comprovam que uma boca mal tratada pode matar.

Uma simples cárie, por exemplo, tem o poder de afetar um coração e levar à morte – ou a uma prolongada internação. Se um paciente tem um sopro no coração ou um prolapso da válvula mitral (o que ocorre com 20% dos habitantes do planeta), a probabilidade de uma infecção cardíaca grave é de mais de 40%.

Hoje, médicos e dentistas sabem que esta relação é direta e muito perigosa. Grandes hospitais costumam registrar cerca de doze pacientes por mês com endocardite. Destes, quase metade dos casos tem origem bucal, descobertos por infecções espontâneas (resultante de dentes ou gengivas em mau estado) ou pela manipulação da área infectada para tratamento odontológico.

O que provoca a doença cardíaca é a bactéria Streptococcus viridans, que normalmente habita a boca, mas aí sem provocar qualquer dano. Porém, ao entrar na circulação, a bactéria vai parar no coração e pode provocar a endocardite. As proteínas inflamatórias e as bactérias presentes no tecido periodontal (gengiva) provocam espessamento das paredes das artérias do coração, o que pode levar a uma arteriosclerose.

Nem todo mundo sabe que tem um sopro ou um prolapso no coração, a menos que se submeta periodicamente a exames mais sofisticados. É por isso que os dentistas precisam redobrar os cuidados e manter contatos com o médico de seu paciente. Deve, antes de tudo, procurar saber se o paciente é portador de algum risco para doenças cardiovasculares, como diabetes, hipertensão, tabagismo, colesterol alto. Pessoas com lesão em válvula ou cardiopatia congênita devem ter muito cuidado. Ao tratar os dentes, comunicar sua situação ao dentista ou levar uma declaração do cardiologista de que precisa tomar um antibiótico preventivo. Aliás, tratar dos males da boca com antibióticos é sempre uma boa prevenção.

Afinal, escovar os dentes corretamente e manter uma gengiva saudável também ajudam a prolongar a vida.

15

A ética médica, entre o álcool e o coração

Os médicos precisam se armar de muito cuidado ao transmitir informações sobre bebida alcoólica, especialmente num País de grandes carências, a partir de uma educação deficiente, em que as palavras nem sempre são bem compreendidas ou assimiladas. Sabemos que a bebida pode se transformar em veneno letal.

Não se deve dar a qualquer pessoa um salvo-conduto ou um passaporte para o vício: dizer que isso faz bem – como dizem algumas pessoas, sem mostrar os limites - pode ser a passagem para uma viagem sem volta. Pois, a quem não interessa ouvir, a ressalva de beber em pequenas doses não terá o menor efeito. Afinal, os médicos conhecem os benefícios do álcool, desde que respeitados os princípios básicos do comedimento e do bom senso. O problema é a compreensão desse fato pelo paciente. Abrir totalmente o jogo é como ficar entre o céu e o inferno, entre receitar um remédio ou um veneno. O mais indicado é mostrar os malefícios do álcool no organismo – da ameaça de uma cirrose hepática aos danos no coração.

Na verdade, alguns bebedores deveriam se submeter a um check-up antes de se aventurar em um porre noite afora, principalmente se são portadores de fatores de risco para o coração. Um exemplo: as mortes de jovens estão se tornando rotineiras em virtude da mórbida combinação de bebida alcoólica com energéticos ou com a cocaína. O resultado é taquicardia com risco de arritmia.

E basta beber um pouco mais todos os dias para que este jovem integre a fila dos distúrbios graves. Se não morrer de cirrose, pode se perder pelo coração. O hábito do álcool pode causar hipertensão arterial, insuficiência cardíaca e aumento de ingestão de calorias, e, ainda, é causa da obesidade e do aumento do risco de diabetes, além de afetar fígado, cérebro, medula óssea, etc.

Os males vêm de todos os lados. A ação do álcool nos rins, por exemplo, se manifesta pelo excesso de urina. Urinar de maneira frequente e intensa afeta o coração, pois nesse ato são eliminados minerais como magnésio e potássio, que influenciam o funcionamento cardíaco. Durante e após uma bebedeira, o ritmo do coração pode apresentar alterações, o que é um perigo. Com o tempo, o músculo tende a se dilatar e as válvulas cardíacas, que impedem o sangue de voltar para trás, começam também a funcionar mal. A circulação do sangue é afetada, favorecendo o acúmulo de líquidos nos

pulmões e nos periféricos, especialmente nos membros inferiores.

Esta dilatação do coração é chamada cardiomiopatia, comprometimento do músculo cardíaco muito comum em usuários de álcool. Convém esclarecer que algumas pessoas são mais susceptíveis ao álcool, provavelmente por fatores genéticos. As mulheres também são mais vulneráveis. Por isso, até mesmo o consumo de álcool considerado "socialmente aceitável" pode causar, no longo prazo, alterações cardíacas irreversíveis. Os sintomas são de insuficiência cardíaca - cansaço fácil, falta de ar com esforços progressivamente menores, necessidade de dormir com a cabeça elevada, de urinar mais vezes à noite do que de dia, palpitações, inchaço dos pés e das pernas e perda da consciência.

O médico, por sua vez, pede análises para averiguar carência de algumas substâncias essenciais para o bom funcionamento do coração, caso do potássio, do magnésio e de algumas vitaminas.

O tratamento em geral começa pelo abandono definitivo da bebida, única maneira de controlar a progressão da doença. É muito importante evitar o sal, fazer uma dieta equilibrada e praticar exercício físico moderado, como andar a pé. Tudo isso deve ser mantido para o resto da vida.

Segundo estudos mais avançados na Europa e nos Estados Unidos, a bebida pode fazer bem ao organismo, desde que se consuma um copo de 140cc de vinho (a 12,5%), 330cc de cerveja (a 5%) ou 40cc de uma bebida espirituosa (a 40%), como o uísque.

Algumas bebidas são mais perversas, tudo depende da quantidade de etanol consumida. Trezentos mililitros de destilados, por exemplo, têm dez vezes mais etanol do que 300 ml de cerveja. Além disso, existem bebidas com compostos que podem ter efeitos diversos sobre o organismo; é o caso do resveratrol do vinho, substância benéfica por aumentar o chamado colesterol bom.

Mas sempre com a ressalva: vinho tinto e seco, em pequenas quantidades e no longo prazo, tende a fazer bem. Isso significa cerca de uma pequena taça (de 40ml) por dia. Estudos indicam a redução da incidência de alguns tipos de câncer entre seus consumidores moderados. Outras pesquisas sugerem menos risco de desenvolvimento de diabetes tipo II entre bebedores leve e moderados. Porém, em excesso, o vinho é tão prejudicial quanto qualquer bebida alcoólica.

De todo modo, esta é uma decisão difícil: todos sabem que a bebida pode não fazer tão mal à saúde, caso sejam resguardados princípios básicos de moderação; ao mesmo tempo, uma frase que seja a favor do álcool pode servir de consolo ao paciente que aprecia tomar alguns goles a mais e ultrapassar os limites do perigo. Mas é, acima de tudo, uma questão de ética médica: cada profissional deve avaliar se um paciente sairá de seu consultório tropeçando no fio da navalha.

16

Armadilhas no caminho
dos atletas de verão

Os dias frios de inverno não convidam nem um pouco a uma caminhada pelas ruas ou parques da cidade. Não sobra ânimo nem para a esticada habitual à academia.

Em certas ocasiões, as temperaturas permanecem abaixo dos 10 graus no Sul e Sudeste do País. Pior pela manhã, herdeira de uma madrugada tiritante de gelada, próxima do zero. A tendência é comer e beber em demasia.

Mas agora estamos na primavera, o sol aparece com maior frequência e a temperatura sobe. E muita gente, que passou o inverno hibernando como as formigas da fábula de La Fontaine, se sente na obrigação de recuperar o tempo perdido, sair em correria pelas ruas e parques da cidade e voltar a mil aos exercícios na academia.

Quer, enfim, perder em pouco tempo os quilinhos a mais adquiridos no inverno e daí se transforma em atleta de verão. Calma, não convém ir com muita sede ao pote; além do mais, cautela e caldo de galinha não fazem mal a ninguém. Sair em disparada depois de algum tempo parado não é um caminho saudável, pois qualquer tranco no organismo pode redundar num mal.

Para começar, o bom senso há de pautar a conduta. Se você é um corredor habitual ou pratica exercícios há tempos, já sabe como se cuidar e tomar as devidas precauções, como o acompanhamento médico. Ressalte-se que a prática de exercícios físicos é sempre recomendável. Ao mesmo tempo não se pode esquecer que cada indivíduo tem suas limitações e é importante conhecê-las para não se exceder. Por exemplo: se uma pessoa está apenas com a consciência pesada pelo muito que comeu e quer compensar com algum exercício físico, cuidado. Deve se preparar para começar do zero, pois essa história de atleta de verão não combina com boa saúde – é conversa mole pra boi dormir.

Antes de tudo, é necessário acostumar o coração, o pulmão e o aparelho locomotor num trabalho gradativo, que requer acompanhamento profissional constante. Depois, seu histórico clínico deve ser atualizado com novos exames para evitar surpresas.

17

Automedicação,

o caminho mais rápido para o erro

A internet é uma ferramenta tecnológica que torna mais rápida a comunicação no mundo moderno, um grande avanço da civilização. Mas é um meio eletrônico para troca de informações e aceita qualquer coisa, como papel em branco, tanto estudos científicos sérios quanto mentiras e todo tipo de golpe. Na área da medicina, serve também como meio de vender pílulas de vento e outros produtos que só fazem mal aos seus compradores.

Enfim, o corpo humano deve ser cuidado pela medicina, não por uma máquina alimentada por pessoas em geral desconhecidas, mal-intencionadas, limitadas e sujeitas a erros, como toda a espécie.

Mas, infelizmente, uma boa parte dos brasileiros e de outros povos prefere se autodiagnosticar e a se automedicar segundo a "sabedoria" eletrônica. Essas pessoas ainda não perceberam os riscos a que estão sujeitas. Assim como proliferam as fake news, as informações médicas pela internet podem ser igualmente falsas ou desprovidas de embasamento científico.

Porém, isso não justifica o fato de alguém, a partir de um incômodo qualquer, recorrer à internet, verificar o nome de algum remédio, se automedicar e, depois, ficar sem saber se é portador de alguma doença.

Nesses tempos de tanta tecnologia disponível na área médica, algumas pessoas se esquecem da importância do exame clínico para o diagnóstico e tratamento de doenças. O exame é dividido em duas etapas: a anamnese e o exame físico.

Anamnese (do grego ana, trazer de novo, e mnesis, memória) é básico: o paciente deve relatar ao médico seus sintomas, falar de seu passado e presente, de sua vida, de sua família e de seus antecedentes, de seus hábitos. A partir daí, além dos exames laboratoriais, é possível obter informações sobre o estado geral do paciente, podendo ser identificadas doenças por meio de sinais e sintomas. Mas medicina não é uma ciência exata. Por exemplo, não é possível um diagnóstico de infarto do coração em diversas situações em que nenhum exame o identifica, principalmente pela internet.

Nessa interação com o paciente se formulam 70% dos diagnósticos. O foco na pessoa – e não no computador ou na ressonância magnética - é que levará às causas de uma moléstia e a indicar o melhor caminho para o tratamento. Em cardiologia, por exemplo, médico e paciente precisam ficar atentos aos sintomas que podem indicar algum tipo de comprometimento.

Alguns sinais podem ser confundidos com um simples mal-estar. Sudorese, tremores e falta de ar estão entre as várias manifestações de princípio de infarto agudo do miocárdio.

Mesmo em análise para diferenciar infecção de inflamação é preciso levar em conta sinais, sintomas e as diversas variações clínicas e exames laboratoriais. Outro caso é o AVE - Acidente Vascular Encefálico, antes chamado de AVC -, que pode se manifestar apenas como uma confusão mental passageira. Como tratar essa informação pela internet? O que pode ser apenas mal-estar de momento pode esconder algo mais grave e cabe ao médico investigar e tratar.

Levantamento recente do Instituto de Ciência, Tecnologia e Qualidade (ICTQ), divulgado pelo jornal O Estado de S. Paulo, mostrou que a situação é mais grave do que se imagina. Afinal, pessoas das classes A e B, jovens e com curso superior, formam a maioria dos pacientes que usa a internet para se autodiagnosticar. O terceiro estudo do instituto sobre o tema apontou que 40,9% dos brasileiros fazem autodiagnóstico pela internet. Desses, 63,84% têm formação superior.

O resultado surpreendeu e surgiram então as pessoas das classes altas, esclarecidas e com poder econômico para buscar informações mais concretas e conscientes sobre saúde. Na classificação econômica, 55% dessas pessoas são das classes A e B e 26% das classes D e E. As de renda mais baixa ainda buscam mais o médico em prontos-socorros. Quanto mais idosas, mais recorrem ao médico, pois têm dificuldade com a internet. O levantamento foi feito em maio do ano passado em 120 municípios, incluindo todas as capitais, e ouviu 2.090 pessoas com mais de 16 anos.

Para os pesquisadores, o imediatismo está entre as motivações, principalmente entre os jovens de 16 a 34 anos. Imediatismo ou preguiça da rotina de marcar um horário, o tempo às vezes longo na sala de espera, depois os exames, etc. Esses pacientes costumam procurar o médico já com efeitos colaterais ou interação medicamentosa. Ou seja, alguma doença foi mascarada, o que resultará em diagnóstico retardado.

Boa parte das doenças começa com dor, febre, indisposição, sintomas comuns, e as pessoas se valem de remédios mais conhecidos, sem esperar sua progressão. Aí mora o perigo de mascarar algo mais grave. Se o paciente não tem nenhum dos sintomas e vai ao consultório apenas em nome da prevenção, ótimo. Está a caminho de uma vida mais longa. De todo modo, é importante fazer um check-up uma vez por ano, a verdadeira chave da boa saúde.

18

Década de grandes avanços tecnológicos na cardiologia

A sincronia entre o conhecimento científico e os avanços tecnológicos na área da saúde, de tão rápida e perfeita, permite prever uma evolução espantosa no final desta década, talvez antes. Na verdade, esta é a vereda que tem levado a Humanidade a uma vida mais feliz e saudável ao longo de nossa jornada.

Diagnósticos precisos levarão a tratamentos mais apurados. E ficarão no passado, por exemplo, doenças cardiovasculares que se tornaram a causa mais comum de morte em todo o mundo. Convém lembrar que, há um século, o coração era o responsável por 10% das mortes no Planeta. Hoje, esse fator subiu para 30%.

A cardiologia reconhece de forma rápida o papel da tecnologia. Os equipamentos têm evoluído, os exames são mais minuciosos e precisos com o uso da inteligência artificial, aumentando a definição de imagens. É o caso de angiotomografia, ressonância magnética e ecocardiogramas com nitidez superior ao olhar humano. Essas informações melhoram a qualidade do atendimento e acabam por reduzir barreiras e custos, tornando universal o acesso aos novos procedimentos.

Ressalte-se o fato de que os pacientes terão possibilidade de telediagnóstico 24 horas por dia em qualquer parte do mundo com o progressivo desenvolvimento da telemedicina. E aí temos o exemplo do tele-eletrocardiograma. De forma segura, por meio da internet, o médico pode realizar o exame e analisar os resultados orientando rapidamente os pacientes. Ou ainda se valer de startups na medicina, recente ferramenta para emprego de novas tecnologias associadas ao uso crescente da internet. Nesse sentido, o CRM estuda adaptar o atendimento à distância ao Código de Ética Médica.

No tratamento, nota-se o desenvolvimento de novas drogas para controle do colesterol e diabetes com aplicações semanais ou quinzenais e medicações mais precisas para controle da pressão arterial.

A robótica médica também evolui rapidamente e já permite cirurgias mais seguras com mínimos cortes, implantes de próteses sofisticadas e corações mecânicos avançados. O fato é que não se pode mais pensar em saúde sem tecnologia, aproveitando todos os benefícios aqui descritos.

Mas não se deve esquecer que o mais importante é consultar o médico ou o especialista e receber orientação para os exames mais adequados segundo a faixa etária e o histórico clínico do paciente, iniciando com pedidos de análises mais simples e acessíveis, como dosagem de colesterol e glicemia no sangue, eletrocardiograma e, se achar necessário, os mais sofisticados, como ecocardiograma, teste ergométrico, tomografia das coronárias ou cateterismo cardíaco.

Prevenção é fundamental, não se pode mais deixar-se surpreender com infarto, AVC ou mesmo morte súbita. Os sintomas mais comuns são dores nos ombros, costas, mandíbulas, braço esquerdo, palpitações, falta de ar e cansaço. Todos podem ser sinais de anomalias graves no coração; portanto, qualquer incômodo na região do tórax deve ser investigado por um médico.

Às vezes há um excesso de informações, o que pode provocar no profissional uma sensação de insegurança. Mas isso logo se dilui, especialmente se houver uma prevenção adequada, o que garante ao paciente todos os benefícios desta evolução da medicina. E, afinal, o conhecimento e a tecnologia podem muito. Mas não podem adivinhar os sintomas do paciente ou salvar a vida de quem nunca procurou cuidar bem dela. E prevenção, de acordo com orientação médica, é a palavra chave da boa saúde.

19

Aperte o cinto,

faz bem ao coração

Quase não se percebe, mas a barriga costuma aumentar aos poucos na fase adulta e é preciso avançar alguns furos no cinto. Algumas pessoas nem ligam; afinal, deve ser resultado da cervejinha do happy hour, somada com essa rotina de chegar a casa, assistir tevê, sem nenhum tipo de exercício, só as atividades corriqueiras – ou seja, sedentarismo puro.

E, de repente, o susto: não é apenas a barriguinha de cerveja, mas um cinturão de gordura que agora envolve o abdômen - e continua a crescer. Nem precisa que o cidadão seja obeso; talvez por isso mesmo não tenha dado importância para o crescimento. Brasileiro se preocupa mais com o peso – sempre de olho na balança - e esquece o resto. Enfim, faz parte da nossa cultura não dar a essa "barriguinha" a importância que merece. Às vezes, vira até motivo de piada.

É preciso esclarecer que essa cintura dilatada pode se transformar numa bomba-relógio em sua vida, pois aí se concentram sérias ameaças. A obesidade abdominal é um perigo e está relacionada a vários fatores de risco para o coração, como níveis de colesterol, resistência à insulina, diabete tipo 2, síndrome metabólica, hipertensão e trombose. Um caminho curto para o enfarte.

Pegue a fita métrica e confira: para os homens, o ideal é uma circunferência abdominal inferior a 94 cm. De 94 cm a 102 cm, encontra-se na zona de alerta. Acima, estado de atenção. As mulheres ocidentais devem ter essa circunferência abaixo de 88 centímetros e as orientais não podem passar de 80 cm. De todo modo, medidas além desses limites significam que o pavio está aceso – o que não se pode prever é o tempo que o organismo suportará a carga até explodir. Mas convém não arriscar e agendar logo uma consulta com seu médico. As medidas são recomendadas pela Organização Mundial da Saúde.

Essa gordura visceral, que mascara doenças metabólicas, é responsável por uma alta taxa de mortalidade entre os homens; enfim, um tipo de excesso de peso que favorece problemas cardíacos. Ela não se acumula apenas na parte inferior do abdômen - ataca as vísceras.

Até determinado nível, a gordura visceral cumpre a sua missão de proteger os órgãos do aparelho digestivo. O problema surge quando ultrapassa os limites e não se armazena apenas na região subcutânea, mas nos órgãos internos como fígado, intestino e estômago.

Apesar do nome, nem sempre a cerveja é a responsável por isso, se consumida de forma moderada. Influenciam mais fatores como má alimentação, comer fora de hora e alimentos gordurosos em excesso, esses maus hábitos da vida moderna. Além do cigarro, evidentemente. Não faz muito tempo, a atenção estava voltada apenas para o IMC – o índice de massa corpórea. Comprovou-se que o perigo não se resume à obesidade, mas também aos magros e seus costumes pouco saudáveis. A Síndrome Metabólica é definida por fatores clínicos, fisiopatológicos, bioquímicos e metabólicos; interligados, aumentam o risco de doenças ateroscleróticas cardiovasculares e DM2. Os médicos têm pelo menos três critérios confiáveis para fazer seu diagnóstico: da Organização Mundial de Saúde (OMS), da Third Report of the Nacional Cholesterol Education Program (NCEP – Adult Treatment Panel III) e da International Diabetes Federation (IDF).

Um estudo da Federação Mundial de Cardiologia revelou que 66% dos brasileiros se cuidam com base no peso, 6% calculam o IMC e apenas 1% dá importância à saliência anormal da barriga. Pior: nessa pesquisa, 58% dos médicos não reconheciam a importância da medida na prevenção de doenças cardíacas, 45% afirmaram jamais terem medido a circunferência da cintura dos pacientes e 59% confessaram: nunca foram informados sobre a relação entre a barriga e o coração.

A distribuição da gordura no corpo pode ser em forma de "pêra", quando o acúmulo se dá ao longo do quadril, ou em forma de "maçã", em que a gordura se concentra no abdômen. É nesse padrão que a pessoa atinge o nível de obesidade "andróide", que pode causar a síndrome metabólica com maior frequência. E não adianta forçar os abdominais durante os exercícios, isso não seca a barriga e o resultado é quase nulo. Daí a importância de procurar um médico para o tratamento que, em geral, inclui exercícios aeróbicos (caminhadas, de preferência) e uma reeducação alimentar. Quando o paciente não apresenta resultados satisfatórios, pode haver a recomendação de cirurgia bariátrica. E nesse caso não será um procedimento voltado para a estética, mas à qualidade de vida.

O exercício abdominal serve para fortalecer a musculatura do abdômen, mas não faz a barriga sumir, pois esses músculos ficam abaixo da gordura. Para queimar gordura, o metabolismo pede abundância de oxigênio, o que ocorre com exercícios aeróbicos. Lipoaspiração e abdominoplastia podem eliminar a gordura subcutânea (debaixo da pele); ajuda na parte estética, mas não chegam perto da gordura visceral, que é o grande risco cardíaco.

Por isso, dieta balanceada, exercícios aeróbios e séries localizadas, como a musculação, combatem o mal de forma mais eficaz. Deve-se consumir menos do que se gasta e ter balanço energético negativo para perder gordura.

Mais importante de tudo é viver bem, sem sobressaltos.

E o melhor remédio sempre será a prevenção.

20

Diabetes,

um risco para o coração

Os diabéticos devem ter muito cuidado, não apenas com o controle da glicemia, mas também com o seu coração. A enfermidade é um dos principais fatores de risco para doenças cardíacas como enfarte, acidente vascular cerebral (AVC) e entupimento das artérias, especialmente pernas e pés, além da formação de aneurismas, a dilatação do vaso sanguíneo.

Com o aumento da concentração de açúcar no sangue, o diabetes altera as estruturas do coração, o que pode provocar um infarto sem dor ou com sintomas atípicos. Em geral o enfarte se manifesta com dores no peito, no braço esquerdo, na mandíbula, na região do estômago e sudorese. O diabético costuma não ter nenhum desses sintomas e daí o perigo maior, pois o paciente acaba não procurando o atendimento médico especializado com a urgência necessária. Hoje há medicamentos que combinam o controle da glicemia com a redução dos riscos para o coração. Mas deve ficar claro que o remédio mais importante é a prevenção, tanto para o coração quanto para a diabetes.

São muitas as opções terapêuticas e com drogas mais modernas. Uma delas é um antidiabético oral com benefícios para o coração. Em testes com mais de sete mil diabéticos de tipo 2 com alta probabilidade de enfarte, o medicamento demonstrou redução de até 38% no risco de morte cardiovascular, além de uma queda de 35% no índice de hospitalização por falhas cardíacas. Mas o paciente deve evitar sempre a automedicação.

Tratamentos como esse, somados a hábitos saudáveis, como exercícios e alimentação equilibrada, são importantes para o controle do diabetes e podem garantir uma boa qualidade de vida ao paciente.

Cerca de 10% da população adulta brasileira são diabéticos. Segundo dados da SBD (Sociedade Brasileira de Diabetes), 41% tomam medicamentos, 29% fazem apenas dieta, 23% não seguem nenhum tratamento e 7% são dependentes de insulina. O risco de sofrer um enfarte aumenta 40% nos diabéticos homens e 50% nas mulheres. Uma vez instalada a doença, outras condições de risco aumentam, como a pressão alta e o colesterol elevado. O diabetes é uma doença perversa, difícil de ser removida e causadora de muitos outros problemas. Cuidados dietéticos protegem o pâncreas, evitando seu esgotamento precoce na capacidade de produção de insulina.

Dados da Organização Mundial de Saúde (OMS) mostram que 16 milhões de brasileiros sofrem de diabetes; a taxa de incidência cresceu 61,8% nos últimos dez anos. É uma epidemia global e o Brasil ocupa o quarto lugar no ranking dos países com o maior número de casos, atrás de China, Índia e Estados Unidos.

E a Organização Mundial da Saúde (OMS) informa que, em todo o mundo, cerca de 17,5 milhões de pessoas morrem vítimas de doenças cardiovasculares a cada ano. No Brasil, a situação não é diferente: a média anual chega a 350 mil, o que corresponde a uma vida perdida a cada 40 segundos; duas vezes mais que todas as mortes decorrentes de câncer e seis vezes mais que as provocadas por todas as infecções no país.

A preocupação maior é que muitas pessoas não fazem a associação entre diabetes e coração. Uma pesquisa do Ibope apontou que menos da metade dos entrevistados (42%) citou as doenças cardíacas como consequência mais relevante do diabetes. E, mesmo entre os diabéticos, elas só foram mencionadas por 56%.

Portanto, nos dois casos os cuidados devem ser redobrados. Caracterizado pela deficiência na absorção de glicose e consequente acúmulo na corrente sanguínea, o risco de ocorrência de enfarte em diabéticos é de duas a quatro vezes maior se comparado com uma pessoa sem a doença.

O acidente cardiovascular é mais frequente em diabéticos, daí a importância de avaliações periódicas preventivas da saúde do coração, mesmo sem sentir dores ou desconfortos.

O fato é que todas as doenças do miocárdio – AVC's, hipertensão, ataque cardíaco, aterosclerose e outras - resultam de um estilo de vida inapropriado. Entre os principais fatores que ocasionam estas doenças estão excesso de gordura abdominal, hipertensão, sedentarismo, dieta pobre em fibras, história de diabetes na família, tabagismo, álcool, sedentarismo, obesidade, além do estresse do dia-a-dia.

Mesmo que a pessoa não fume, não beba e caminhe regularmente, ainda assim deve ficar atenta, pois viver sem estresse nas grandes cidades brasileiras é quase um milagre. Sem a companhia da violência ou da poluição, impossível. Qualquer pessoa pode sofrer de pressão alta, uma doença silenciosa. Estima-se que um quarto da população seja hipertensa.

E nada na medicina substitui aquele verbo que todos conjugam, mas poucos praticam: prevenir. Não contém contra- indicação. Mesmo que não haja na família um parente com histórico de doença coronariana, ou mesmo nenhum sintoma, ainda que se sinta forte como um touro ou esportista, não deixe de estar sempre atento ao seu coração.

Também é importante manter a visita ao cardiologista e ao endocrinologista em dia, realizar os exames, monitorar os medicamentos de que faz uso, além de praticar exercícios indicados e seguir uma alimentação adequada.

E procure imediatamente o médico em caso de descontrole da glicemia, falta de ar (seja no repouso ou no esforço), dor no peito (em virtude de má circulação sanguínea no local), cansaço fácil, desmaio após atividade física intensa, dor de cabeça, inchaço nos tornozelos.

Portanto, aos diabéticos, uma recomendação: ao controlar seus níveis glicêmicos, mantenha ao mesmo tempo seu coração em bom estado de funcionamento. Não há motivo para alarme se tudo estiver sob controle. Pelo contrário, com prevenção se garante uma existência longa e mais saudável.

21

Medicina fetal, mais uma porta para a vida

O motorista começa a sentir um desconforto no meio do trânsito, de repente o coração acelera e, além da taquicardia, sobrevém o suor e o mal-estar – uma sensação incomum para quem nunca se queixou de nada no coração. Mas é preciso agir rápido, pedir ajuda a outros motoristas em volta, ligar para algum parente ou acionar um aplicativo de emergência pelo celular. Pode ser o início da manifestação de alguma doença cardíaca, da qual nunca suspeitou. Mas agora ela se revela e a situação pode se agravar caso não seja atendido no hospital mais próximo.

Pode ser um sopro no coração ou outra deformação; bem leves na infância e não detectadas na época por exames normais do pré ou pós-natal, mas que se desenvolveram ao longo do tempo por uma série de fatores e que agora exigem tratamento. Para se prevenir desse susto, as pessoas devem manter sempre em boa forma essa bomba no peito que faz circular a vida pelo corpo. Convém procurar um cardiologista e providenciar todos os exames indicados para certificar-se de que não é portador de nenhuma dessas doenças ocultas, herança genética ou não.

Na verdade, muitas pessoas nem precisariam se preocupar com as doenças ocultas, caso fossem corrigidas ainda antes do nascimento. Com a evolução da medicina e a sofisticação de exames como ecocardiograma fetal e ultrassonografia, deformações podem ser diagnosticadas ainda no útero. Graças a isso, hoje são salvos muitos bebês que poderiam partir antes ou logo depois do nascimento.

Pelos batimentos cardíacos ou pela respiração, os médicos podem fazer uma criteriosa avaliação da saúde do feto - uma análise delicada, aos cuidados do radiologista, do especialista em medicina fetal, do cardiologista fetal, do intervencionista, do pediatra e do anestesista.

Esses procedimentos em geral são muito seguros para a mãe, com riscos extremamente limitados. Porém, podem desencadear trabalho de parto prematuro ou até mesmo levar ao óbito fetal, o que é pouco frequente. Por isto, a indicação deve ser discutida em detalhes com o cardiologista fetal.

As cirurgias não são curativas, mas parte de um planejamento de recuperação de ventrículos e preparo da circulação para a vida pós-natal. Dependendo da patologia, o recém-nascido será submetido a uma programação terapêutica que pode constar de cateterismo cardíaco e/ou cirurgia cardíaca.

O sopro no coração, em princípio, não se enquadra entre as doenças mais perigosas para o feto. É um ruído produzido pela passagem do fluxo de sangue por meio das estruturas do coração. Pode ser funcional ou fisiológico (sopro inocente), ou patológico em decorrência de defeitos no coração. Cerca de 40% a 50% das crianças saudáveis apresentam sopros inocentes sem nenhuma outra alteração e com desenvolvimento físico absolutamente normal.

Nos adultos, predominam os sopros que aparecem como complicações de cardiopatias provocadas pela febre reumática ocorrida na infância, doença que também pode afetar o sistema nervoso central e o sistema osteoarticular.

As intervenções mais comuns no útero são:

- Valvoplastia aórtica fetal: para dilatar a valva aórtica do bebê (aquela que leva sangue do lado esquerdo do coração para todo o corpo), que se encontra muito apertada e impede a passagem normal do sangue. É o que se chama de estenose aórtica crítica. Esta anomalia provoca consequências graves no coração fetal e pode levar a um quadro grave de hidropisia fetal (insuficiência cardíaca com inchaço generalizado do feto) e óbito.

- Valvoplastia pulmonar fetal: é a abertura da valva pulmonar (a que sai do ventrículo direito e leva sangue para o pulmão) com o emprego do balão. Quando a valva pulmonar está muito fechada, o ventrículo direito tende a parar de crescer. A valva tricúspide muitas vezes apresenta insuficiência (deixa voltar sangue do ventrículo direito para o átrio direito), o que pode complicar a circulação fetal e levar a insuficiência cardíaca. Com a cirurgia, o ventrículo direito se desenvolve normalmente ao longo da gestação e resulta em uma circulação pós-natal com dois ventrículos, o que melhora muito o prognóstico da doença.

- Atriosseptostomia: é um procedimento menos comum, realizado em casos bastante selecionados de síndrome de hipoplasia do coração já instalada. Se persistir na vida intra- uterina, a anormalidade impede que o sangue oxigenado atinja o lado direito no coração após o nascimento, com o paciente apresentando taxas muito baixas de oxigênio no sangue, o que é incompatível com a vida.

São muitas as opções para salvar vidas, além das cirurgias cardíacas fetais. É possível a correção, por exemplo, de uma doença chamada mielomeningocele, uma má-formação na coluna dos bebês, que pode deixar como sequela a hidrocefalia (acúmulo de água no cérebro, que causa distúrbios mentais e motores). Doenças pulmonares também já podem ser tratadas ainda no útero.

Algumas alterações ocultas podem persistir nos adultos, sem sopros, e que passaram despercebidas, como as comunicações entre os átrios (CIA) e ventriculares (CIV).

Como se vê, a medicina continua a evoluir para cumprir sua missão de salvar vidas e de proporcionar uma existência mais confortável, sem maiores sobressaltos. E se a prevenção é fundamental no útero, imagine na idade adulta.

22

Uma gordura maldita

para mãe e corações

Antes de se deixar seduzir por aquele balcão colorido, cheio de bombons e confeitos, arme-se de algumas informações importantes para sua sobrevivência. Por exemplo:

A gordura trans é formada durante o processo de hidrogenação - quando os líquidos em temperatura ambiente passam para a forma sólida ou semissólida, com a adição de átomos de hidrogênio. É bastante utilizada pela indústria para solidificar os óleos vegetais líquidos por ser mais barata, conservar o alimento por mais tempo e dar maior sabor e crocância aos produtos.

Daí o seu uso tão intenso em batatas fritas, bolos, biscoitos cream cracker, bolachas recheadas, chocolate, salgadinhos, sorvete, pipoca de micro-ondas, margarina e em muitos outros alimentos industrializados.

Muito cuidado: se essa gordura ajuda a dar água na boca, também pode matar. Apesar de origem vegetal, a trans é modificada industrialmente e, em razão do processo, o corpo humano não consegue absorvê-la. Por isso, além de inútil, ela é responsável por diminuir o colesterol bom (HDL) e aumentar o ruim (LDL). Ou seja, só faz mal.

Estudos científicos sugerem que a gordura trans também afeta o crescimento intra-uterino; ao consumir essa gordura, a mulher grávida pode prejudicar o desenvolvimento neurológico do feto. E adquire tendência a gerar um filho obeso. O mais grave é que a substância provoca o acúmulo de gorduras nas paredes dos vasos sanguíneos, a arteriosclerose, fator-chave para a ocorrência de um ataque cardíaco ou de um acidente vascular cerebral (AVC).

Crianças, as grandes fãs das delícias trans, devem ter o consumo vigiado e controlado, pois a obesidade infantil é considerada hoje um problema de saúde pública.

Há um movimento mundial contra a utilização da gordura hidrogenada e isso faz a indústria buscar alternativas, como o processo de interesterificação (reduz quase 100% das gorduras trans) e o óleo de palma, já sólido em temperatura ambiente. Mas é um processo muito lento no Brasil.   A trans já é proibida em países como Dinamarca e Suíça, nos quais seu uso é ilegal. Nova York e

Seattle, nos EUA, também proibiram. No Brasil, a Anvisa obriga as empresas a informar nos rótulos a quantidade dessa gordura nos alimentos. É muito pouco, ou quase nada.

23

Nesse inverno, convém cuidar do coração

À medida que o frio avança, os hábitos adquiridos durante o verão e o outono vão sendo substituídos pelo eventual conforto do inverno: roupas pesadas, alimentação forte e uma sensação de aquecimento bem quieto dentro de casa. Mas é bom refletir se vale a pena passar a temporada de temperatura mais baixa hibernando e ganhando peso.

Primeiro, é importante saber que as mortes por enfarte do miocárdio aumentam 30% durante o inverno, segundo estudos feitos em todo o mundo há pelo menos 50 anos. Até uma simples gripe ou a pouca atenção à prevenção favorecem as doenças do miocárdio, especialmente se a pessoa tem alguma predisposição e ainda não saiba.

E a bateria de ataque ao coração só aumenta: pesquisa recente da Universidade de Sydney revelou que o risco de ataque cardíaco é 17 vezes maior após uma infecção respiratória. Pelo estudo, publicado no Internal Medicine Journal, doenças como pneumonia, gripe ou bronquite podem desencadear os problemas.

Os dados mostram que o aumento do risco não ocorre necessariamente no início dos sintomas da infecção respiratória, mas atinge picos nos primeiros sete dias e vai reduzindo gradualmente. Os cientistas afirmam que o perigo, no entanto, permanece mais alto durante um mês.

Foram analisados 578 pacientes vítimas de ataque cardíaco por obstrução da artéria coronária - e todos forneceram informações sobre a ocorrência de doenças respiratórias, como dor de garganta, tosse, febre, dor no seio, sintomas de gripe, e se ainda relataram um diagnóstico de pneumonia ou bronquite nos dias que antecederam problema no coração. Entre os pacientes analisados, 17% relataram sintomas de infecção sete dias antes do ataque cardíaco, e 31% em até 31 dias.

O estudo ajuda a explicar a existência de picos de ataques cardíacos durante o inverno, quando essas infecções são mais comuns. Uma das hipóteses para que a exposição a infartos seja maior após o registro de infecções respiratórias é a ocorrência de alterações no fluxo sanguíneo. Para não se tornar alvo desses ataques, o melhor remédio é procurar um médico, submeter-se aos exames e se precaver, como, por exemplo, avaliar as vacinações. Depois, seguir uma dieta própria e se preparar para uma vida longa e mais saudável.

Todas essas doenças vasculares – AVC's, hipertensão, infarto, aterosclerose e outras - resultam de um estilo de vida inapropriado, como má alimentação, tabagismo, álcool, sedentarismo, obesidade ou portadores de diabetes, além do estresse do dia-a-dia. Importante saber que qualquer pessoa pode sofrer de pressão alta, essa doença silenciosa. Estima-se que 1/4 da população seja hipertensa.

E nada na medicina substitui aquele verbo que todos conjugam, mas poucos o praticam: prevenir. Não contém nenhuma contra-indicação. Mesmo que não haja na família um parente com histórico de doença coronariana, ou mesmo nenhum sintoma, não deixe de estar sempre atento ao seu coração.

Também é importante manter a visita ao médico em dia, realizar os exames, monitorar os medicamentos, além de praticar exercícios indicados e seguir uma alimentação saudável.

Estudos realizados em hospitais especializados paulistas mostraram que, ao sentir frio, os receptores nervosos da pele estimulam a liberação de adrenalina e noradrenalina, este um hormônio responsável por contrair os vasos sanguíneos.

Todas as pesquisas indicam que a pressão arterial costuma ser mais alta no inverno, época na qual se consome alimentos mais calóricos. O problema é que isto vem junto com a preguiça de praticar exercícios físicos para queimar calorias.

É preciso mudar a história: a pessoa deve manter no inverno a frequência, o volume e a intensidade da atividade física costumeira – de preferência, de três a cinco vezes por semana, com duração de trinta minutos a uma hora.

Atenção aos sintomas que se manifestam em quase todas as doenças do coração ou que podem indicar algum tipo de comprometimento cardíaco:

-- Falta de ar, seja no repouso ou no esforço; dor no peito, em virtude de má circulação sanguínea no local; cansaço fácil; desmaio após atividade física intensa; dor de cabeça; inchaço nos tornozelos.

Enfim, é importante se aquecer no inverno. Porém, o mais importante é passar por ele com boa saúde, sem correr nenhum risco.

24

O médico, muito além das máquinas

O mundo se abre quando se liga um computador - para o bem e para o mal. Na área da Medicina, por exemplo, é fácil encontrar de estudos científicos de importantes centros de pesquisa aos mais reles charlatães. Entre um e outro, é bom sempre adotar cautela em seus cliques, pois tudo na web pode ser manipulado, como nos ensinam diariamente os hackers.

O fato é que a internet oferece hoje todo tipo de informação, verdadeiras e falsas, em qualquer área - o que importa é o uso que se faz desses dados. Ressalte-se que a liberdade de acesso e de navegação é salutar para a democracia. A internet é um dos grandes avanços da civilização e veio para conectar todos os homens.

É um importante apoio para a saúde: ali se pode pesquisar sobre hospitais, clínicas especializadas, relação de médicos credenciados; há de tudo sobre doenças, tratamentos, planos de saúde, ambulâncias, exames – enfim, todos os serviços estão à disposição. E, claro, bulas. Bom para quem tem acesso à rede. Pessoas sem recursos, maioria neste País, continuam madrugando pelas filas do SUS em busca de uma senha que lhes permita uma consulta sabe-se lá para quando.

Para os médicos, muita coisa também mudou com o advento da internet. Hoje, qualquer paciente pode se informar sobre sua enfermidade e dialogar num nível mais elevado, com conhecimento de causa. Em alguns casos, a internet acaba se transformando até numa segunda ou terceira opinião. Os médicos precisam estar preparados e atualizados para isso. Evidente que pessoas mal orientadas podem se automedicar com base em informações parciais ou virtuais – e isso é um perigo.

Numa vereda paralela, a tecnologia avança com extrema velocidade, dotando a Medicina de equipamentos para exames e procedimentos cada vez mais sofisticados. Máquinas de alta precisão podem realizar até vídeo cirurgias à distância. Mas toda essa modernidade deve ficar de lado quando uma pessoa entra no consultório, e olho no olho, começa a relatar seus sintomas, a falar de seu passado e de seu presente, de sua vida, de sua família e de seus antecedentes, de seus hábitos – é o momento de praticar a anamnese e estabelecer uma conversa franca entre os dois.

Nessa interação se formulam 70% dos diagnósticos. O foco na pessoa – e não no computador ou na ressonância magnética - é que levará às causas de uma moléstia e a indicar o melhor caminho para o tratamento. Em cardiologia, por exemplo, médico e paciente precisam ficar atentos aos sintomas que se manifestam em quase todas as doenças do coração ou que podem indicar algum tipo de comprometimento:

-- Falta de ar, ao repouso ou ao esforço; dor no peito, em virtude de má circulação sanguínea no local; cansaço fácil; desmaio após atividade física intensa; palpitações ou taquicardia; tosse seca persistente; pressão alta; cor azulada nas pontas dos dedos ou unhas; tonturas; varizes; má circulação nas pernas; impotência sexual; inchaço nos tornozelos.

Alguns sintomas podem ser confundidos com um simples mal-estar. Sudorese, tremores e falta de ar também estão entre as manifestações ou sinais de princípio de infarto agudo do miocárdio.

Se o paciente não tem nenhum dos sintomas e veio apenas em nome da prevenção, ótimo. Está a caminho de uma vida mais longa. De todo modo, é importante fazer um check-up uma vez por ano; noites bem dormidas e programas culturais também ajudam a relaxar – nesse caso, use sem moderação. Enfim, fazer da prevenção o principal aliado, manter o compasso da máquina e viver intensamente. O coração merece, em nome da sobrevivência.

Saúde não é apenas a ausência de doença, como lembra a Organização Mundial da Saúde. Consiste no bem-estar físico, mental, psicológico e social do indivíduo, num estado cumulativo que deve ser promovido durante toda a vida. Ainda que se determinem consultas ligeiras, pois a fila na sala de espera costuma ser grande, não se pode reduzir o valor de uma boa entrevista – há de se administrar esse tempo valioso para médico e paciente.

O diálogo tem de ser sempre respeitoso e cordial para que resulte em confiança mútua. Não custa lembrar Shakespeare:

"Sobre todas as coisas, para que alguém se torne digno de confiança, tão certo quanto a noite sucede o dia, é preciso nunca ser falso consigo mesmo".

O médico deve acompanhar seu paciente pela estrada da vida, como faziam antes os médicos de família. Se os períodos de convivência no consultório se apertaram, ainda assim o médico não pode se deixar vencer pelas adversidades, pois sabe que sua presença é vital para a boa saúde física e mental do paciente e, principalmente, para preservar sua esperança. Essa é a arte de praticar o humanismo a todo instante.

Por isso, que venha a evolução – novas máquinas, novos exames, novas terapias e tudo o mais que nos ajude a preservar a vida. Mas que se preserve, acima de tudo, o amor pelo paciente e pela profissão – a essência da verdadeira Medicina. O que nenhuma máquina poderá substituir.

25

Os perigos dessa vida

entre trânsito e poluição

Basta ligar o motor pela manhã, sair de casa e parar logo no primeiro congestionamento para colocar a saúde em risco. Ou seja, o cidadão mal acordou e já se encontra bem no meio do mapa do inferno, esse lugar que as grandes cidades nos reservaram em virtude da explosão demográfica e da falta de planejamento urbano. Só esta parte da história já faz muito mal à saúde, pois a confusão no trânsito provoca ansiedade e sustos além da conta, o que pode levar a um enfarte.

Infelizmente, o quadro é um pouco pior. Enquanto parados nos engarrafamentos, os carros vão expelindo monóxido de carbono, que se mistura a outros gases para formar a imensa poluição na qual estamos submersos. Pois é, além da ansiedade, poluição também pode matar.

Confira esses dados: quando os níveis de poluentes atmosféricos ultrapassam os limites aceitáveis, os hospitais se entopem de pacientes com queixas de tontura, dor de cabeça e dor no peito – alguns dos sinais de pressão alta.

Várias pesquisas em todo o mundo mostram essa relação entre níveis altos de poluição e o atendimento médico a hipertensos. Em alguns casos, a procura por hospitais chega a triplicar quando a poluição é muito intensa – e, no caso de São Paulo, quase sempre. Suspensos no ar, monóxido de carbono e dióxidos de enxofre e de nitrogênio são liberados pelos veículos.

Diluídos na corrente sanguínea, esses gases podem irritar nossas artérias, fazendo o endotélio (revestimento interno dos vasos) liberar altas doses de endotelina, um potente vasoconstritor. Eis aí a pressão alta. Um estudo da USP mostrou que o número de mortes por enfarte e derrame cresce 15% nos dias mais críticos de poluição.

Outro estudo, este europeu, também mostrou que o coração e os pulmões estão sujeitos a um risco maior quando expostos à sujeira do ar causada pelos veículos.

Foram analisadas 4.814 pessoas, com idade média de 60 anos, que viviam próximos a vias de tráfego intenso na cidade. Foi medida o nível de aterosclerose (o acúmulo de placas de colesterol nas artérias), usando como marcador a calcificação da artéria aorta torácica, através de tomografias computadorizadas. E quanto mais próximo dessas grandes vias, maior era a elevação nessa calcificação.

À medida que as pesquisas avançam, mais ficam evidentes esses males do ar sujo para o coração e os pulmões, segundo os resultados de outros estudos, apresentados num congresso de cardiologia nos Estados Unidos:

- Descobriu-se em seis cidades americanas que pessoas morrem mais cedo quando vivem em cidades com níveis de poluição mais altos. A maioria dessas mortes foi devido a ataque cardíaco.
- Em 250 áreas metropolitanas no mundo, a conclusão é de que, a um pico na poluição do ar, segue-se um pico de ataques cardíacos.
- Um estudo na cidade de Salt Lake descobriu que, quando uma usina de aço foi fechada por um alguns meses, houve uma redução de 4% a 6% na mortalidade. O índice voltou aos níveis anteriores quando a usina foi reaberta.

Voltemos ao nosso congestionamento. Não há no horizonte nenhuma notícia de que o poder público oferecerá à população um transporte coletivo de boa qualidade. A rede de metrô é mínima, os ônibus são poucos e desconfortáveis, os trens não resolvem, ainda. Logo, esse mar de carro tende a ficar maior.

Se vale a sugestão, melhor fugir para mais perto da vida.

26

Só um bom coração pode suportar tanta ansiedade

Ansiedade todo mundo tem, é da vida, como aquela sensação de frio na barriga à espera do casamento, do nascimento de um filho, do dia do vestibular, do atraso para uma reunião importante. Vamos além, falemos aqui daquela angústia além da conta, que ultrapassa os limites e nunca se sabe quando e de onde virá.

Por exemplo: quando se está parado no trânsito e alguns metros à frente outros motoristas começam a ser assaltados num arrastão, com um cano de revólver nas têmporas. Haverá tiroteio, bala perdida? Chegarão a assaltá-lo também se o sinal não abrir a tempo de você arrancar em disparada? Prepare seu coração.

Esse trânsito maluco já oferece um variado cardápio de tormentos e não há como enfrentá-lo sem uma dose diária de estresse. Amplificado pela sensação de insegurança, o paulistano já sai assustado de casa e sabe que a paciência é curta. Aí, é fundamental deixar o coração em ótimo estado de conservação, sem nenhum comprometimento das artérias. O importante é que ele continue a bater mesmo diante de uma violenta emoção.

Portanto, nosso primeiro conselho é o do relaxamento. Antes de ligar o carro, conscientize-se de que os problemas de sempre vão se repetir. Melhor desarmar o espírito e partir assim para a guerra, com aquele mar de carros por todos os lados, sirenes estridentes, batidas, fechadas, xingamentos, motoqueiros como enxame de abelhas – esse mundinho nosso de cada dia.

Pois esse mundinho pode matar. Não é fácil preservar a boa saúde nesse dia-a-dia infernal sem os devidos cuidados médicos. Se uma pessoa calma já é submetida a uma tensão constante e perigosa, imagine então uma irritadiça ou aquela cujo cérebro está voltado apenas para a ganância? Alguns cuidados e informações são importantes na prevenção de doenças cardíacas:

- Não deixe que as inquietações diárias influam no sono. Aliás, a solicitação de remédio para dormir já é um mau sinal.

- A pessoa que não relaxa terá uma repercussão no coração em longo prazo.

- Quando uma pessoa sofre um infarto fulminante, de duas, uma: ou desenvolveu uma obstrução da artéria rapidamente ou já tinha algum histórico, que não foi detectado. Uma obstrução de até 40% numa artéria pode não ser descoberta em exames normais como eletrocardiograma ou o teste ergométrico. São necessárias investigações mais sofisticadas, como a tomografia.

- Uma lesão de 40% pode evoluir muito rapidamente para 60% e provocar um infarto. Essa evolução é imprevisível.
- A enxaqueca é um sintoma em homem e mulher e pode estar associada à ansiedade – nesse caso, mais um fator de risco. Portanto, procure um médico imediatamente.

Um estudo realizado pela Sociedade Brasileira de Cardiologia mostrou que 31% das mortes causadas por doenças não transmissíveis estão relacionadas a problemas cardiovasculares. Estão no topo, ultrapassando as mortes por câncer (16%), doenças respiratórias crônicas (5,8%) e diabetes (5%).

No Brasil, 300 mil pessoas morrem anualmente em razão de doenças cardiovasculares como infarto, acidente vascular encefálico, insuficiência cardíaca e renal ou morte súbita. São 820 mortes por dia, um número muito elevado.

Mas é possível reduzi-lo, desde que se cuide da prevenção e do controle dos fatores de risco como sedentarismo, hipertensão, consumo excessivo de sódio e gordura saturada, tabagismo, alcoolismo e colesterol elevado. É preciso também uma mudança nos hábitos, especialmente das pessoas que compõem os grupos de risco.

A rotina de cada indivíduo é determinante no diagnóstico de doenças cardiovasculares. Por exemplo: se não possui um histórico genético, faz atividades físicas regulares, mantém uma dieta saudável e balanceada, evitando o consumo em excesso de, açúcar e gorduras, dificilmente vai desenvolver um problema cardiovascular.

O exercício físico é um grande aliado da saúde do coração e dos vasos, pois ajuda a controlar a pressão dos hipertensos crônicos, melhora os índices de glicemia e diminui os níveis de colesterol e triglicérides do sangue. Além de outros benefícios, como auxiliar na perda de peso, prevenção da osteoporose, melhora do humor e da autoestima.

Portanto, muita calma nesse trânsito, mesmo porque nada indica que ele vai melhorar – pelo contrário, só vai piorar com a quantidade de veículos novos que passam a trafegar por nossas ruas diariamente.

Relaxe, mantenha o bom humor e pé no freio.

27

Tecnologia, por um mundo melhor

Imaginar o futuro sempre foi uma atitude envolvida por uma atmosfera mágica, repleta de ilusões e engenhocas mirabolantes. No famoso filme da década de 80 "De Volta para o Futuro" ficávamos maravilhados com a possibilidade de, em 2015, podermos dirigir automóveis voadores e conversar com pessoas a quilômetros de distância por meio de uma tela.

O mundo mudou e muito nos últimos anos. Embora um pouco diferente do previsto por Hollywood, algumas das evoluções imaginadas hoje são reais no nosso cotidiano. Os tablets e celulares estão aí para provar. Chegamos ao ano de 2012 com avanços significativos e revolucionários na área da tecnologia. Inúmeros são os aparatos que conectam pessoas do mundo todo em tempo real, com o simples tocar dos dedos. Novos lançamentos surgem a cada instante, numa rápida e constante evolução.

A medicina, claro, também foi beneficiada por este desenvolvimento. Foi-se o tempo em que o estetoscópio e depois o eletrocardiograma eram os únicos exames capazes de detectar alguma anomalia no coração. Atualmente contamos com um verdadeiro arsenal de alta tecnologia para auxiliar na prevenção e também no monitoramento de doenças cardiovasculares.

O surgimento da ressonância magnética, do ecocardiograma tridimensional e da tomografia computadorizada significou ganhos imensuráveis para a saúde humana, uma vez que com sua utilização, dentre outros diagnósticos, pode-se detectar a presença de placas de gorduras acumuladas nas paredes das artérias antes que o quadro clínico se torne irreversível, culminando na obstrução dos vasos sanguíneos. Assim, doenças cardiovasculares podem ser previstas e evitadas por meio de medicamentos específicos.

Aplicada nas áreas de oncologia, neurologia e cardiologia, a Tomografia por Emissão de Pósitrons, conhecida por PET Scan, tem capacidade para identificar e avaliar o fluxo do sangue, o oxigênio e a glicose presentes no organismo, o que permite ao médico saber como está a saúde de órgãos e tecidos. A tecnologia detecta tumores e metástases, lesões no músculo cardíaco, alterações de memória dentre outras doenças.

Com o advento da robótica os procedimentos cirúrgicos tornaram-se minimamente invasivos, possibilitando aos pacientes vantagens incomparáveis quanto às cirurgias convencionais.

Cateteres são utilizados para troca da válvula cardíaca e há próteses tão sofisticadas a ponto de terem durabilidade prolongada. O desconforto e a dor no pós-operatório são atenuados, assim como a perda sanguínea durante a cirurgia e o tempo de permanência no hospital. Instrumentos acoplados a um robô reproduzem com precisão os movimentos das mãos do cirurgião no momento da operação.

Outro artefato com os dias contados são as agulhas. A medicina já estuda como realizar exames de sangue por meio de eletrodos digitais, os quais, quando em contato com a pele do paciente, serão capazes de coletar os dados necessários e enviá-los automaticamente para avaliação do médico. É a tecnologia a serviço da medicina e da preservação da saúde humana.

Em um futuro não muito distante, teremos diagnósticos imensamente mais precisos e, quem sabe, tratamentos eficazes para doenças hoje incuráveis como o câncer e a AIDS. Descobertas tornaram-se cada vez mais frequentes e o compartilhamento propiciado pela era digital agora permite que o conhecimento se espalhe ao redor do mundo quase que em tempo real, o que significa um ganho imensurável para a nossa história e evolução.

Nós, os médicos, temos o dever de estar preparados para absorver este turbilhão de novas informações e novidades. Muito ainda está por vir. Congressos e especializações não poderão mais ser a única fonte de conhecimento. Precisaremos agregar os estudos da medicina aos conhecimentos tecnológicos. Estar por fora do que se discute pela área médica mundial em termos de avanços da tecnologia é estar alheio ao nosso presente, e sobretudo, ao futuro da humanidade. Quem viver verá.

28

A caminhada dos safenados

A desagradável notícia de uma intervenção de ponte safena ou mamária pode levar à depressão ou à falsa ideia de que "o meu mundo caiu". Esqueça: se você é um desses corações sensíveis, passíveis de uma cirurgia ou já safenado, saiba que em pouco tempo poderá voltar ao normal e levar uma excelente vida. Basta seguir as orientações de seu médico. A caminhada, por excmplo, faz parte dessa receita de boa qualidade de vida.

Afinal, andar é ótimo para a saúde, ainda mais quando se sabe que o sedentarismo mata mais do que o cigarro, segundo um estudo divulgado em Londres a propósito das Olimpíadas. Se é que se pode ou se deve medir o tamanho do malefício de cada qual - logo, os dois devem ser evitados.

A reabilitação pós-revascularização miocárdica varia pela idade em que a pessoa foi safenada; outra recomendação importante é mudar a filosofia de vida para que a sobrevida ganhe aspectos semelhantes ao período anterior à cirurgia. Dois meses após a intervenção, as atividades devem ser leves e progressivas. Caminhadas, por exemplo, podem ser feitas para o resto da vida - desde que não se tenha ansiedade para intensificar a carga no início. O ideal é que se pratique a atividade indicada pelo menos três vezes por semana. Se o médico não recomenda esse exercício, pode ocorrer de a pessoa ter alguma doença associada. As mais comuns são as ortopédicas – coluna, especificamente. Mas há saídas para esses casos, como hidroterapia ou hidroginástica.

Outro ponto a observar: a alimentação deve ser regrada. É preciso evitar fatores de risco como o sedentarismo, fumo, ingestão de gorduras, estresse e álcool. Algumas pessoas voltam a ser operadas por não levarem as recomendações médicas a sério e/ou a causa não foi curada (principalmente antigos vícios e hábitos). Não se deve andar sobre o fio da navalha. Para uma boa recuperação, deve-se evitar esforços após as refeições. Outras recomendações:

- Passar os primeiros quinze dias em casa de maneira tranquila - é prudente reduzir telefonemas e visitas em excesso;

- Evitar locais cheios como igrejas ou cinema. Não convém ter contatos com pessoas enfermas;

- Dormir pelo menos oito horas por noite. Procurar seu médico caso não consiga;

- Se houver incisões nos membros inferiores, evitar sentar-se por muito tempo. Manter as pernas elevadas sempre que possível, não cruzá-las e andar sempre que possível;

- Evitar viagens prolongadas, além de duas horas. Se não for possível, interromper a viagem e caminhar por períodos curtos;

- Manter atividade sexual é uma prática saudável à vida normal, depois de trinta dias da alta hospitalar. Recomenda-se moderação;

- Dirigir automóvel, só depois de 60 dias da alta hospitalar, em razão de reflexos ainda lentos;

- Retornar gradualmente ao trabalho depois de quatro semanas. Recomeçar com meio período e aumentar o tempo de acordo com recomendação médica.

29

Trate seu coração com respeito, sem simpatias

O prezado leitor deve ouvir frases como essas com frequência:

"É bobagem, passa logo: esse remedinho cura tudo!

Toma isso, é tiro e queda!

Tenho uma receita que não falha, é da minha avó!

Tomei uma vez, fiquei novo de novo. Um milagre!

Conheço uma simpatia...

Experimente e me diga: não tem erro!"

Faz parte da cultura do brasileiro se automedicar ou indicar receitas diante de sintomas que imagina conhecer desde criancinha. Ele se sente, antes de tudo, solidário – ou então é um hipocondríaco de carteirinha. Não só conhece os sintomas, como já entra na primeira farmácia para bisbilhotar a prateleira. O que não sabe é que pode estar entrando num labirinto, em caminhos muito perigosos para a saúde, que podem até encurtar a sua vida. Exemplos de alguns sintomas que população trata com incrível intimidade:

Dor no ombro é torcicolo na certa – basta virar a cabeça e o pescoço trava. Uma pomadinha resolve, mas as pessoas aconselham a trocar o travesseiro. Essa dor também pode ser causada por uma bursite – e dá-lhe inflamatórios, compressas. Benzedeira, dizem, apressa a cura.

Dor nas costas: imediatamente associada à coluna. As pessoas então lamentam a má postura, jeito de caminhar, de se sentar, falta de exercícios. Prometem procurar um ortopedista, mas vão levando.

Dor na mandíbula: o ato de mastigar envolve vários grupos musculares, ligamentos, articulações, ossos e a arcada dentária. Tudo deve funcionar de forma harmônica; se há desequilíbrio nesta região - ao morder, bocejar, abrir muito a boca -, a dor é irradiada para qualquer ponto da face, ouvido, pescoço ou nuca, com frequentes dores de cabeça. O dentista resolve, dizem: isso é verdade, mas nem sempre.

Dor no estômago: de tão comum, nem chama mais a atenção. Pessoas com azia constante já andam com pastilhas no bolso. Se piorar, direto no Omeprazol. Só pode ser gastrite, úlcera, produtos do estresse do dia a dia...

Dor no braço esquerdo é velha conhecida dos brasileiros: direto para o hospital, pois pode ser indicação de infarto.

O que o brasileiro talvez não saiba é que todas as dores descritas acima podem ser também sinais graves de anomalias no coração. Qualquer incômodo do tórax para cima merece uma séria investigação. Portanto, antes de se automedicar ou indicar algo a parente ou amigo, recomende uma visita ao cardiologista.

Pode ser bem mais grave do que se imagina à primeira vista. E vale lembrar o caso de um brasileiro famoso, o jornalista e escritor Paulo Francis: tratava uma bursite, quando morreu de infarto. Estava com as artérias tomadas por placas.

Esse é um exemplo, mas são milhares de casos parecidos, pois nem todas as pessoas tratam bem de seu coração. Essa máquina vital para nossas vidas costuma ser maltratada desde a infância; sofre em silêncio, até que um dia explode. Não espere chegar esse momento.

Manter o coração saudável é uma tarefa que exige dedicação em tempo integral. Não é tão difícil mantê-lo em bom estado de funcionamento, desde que se tome precauções. Por exemplo:

1) Genética - Caso alguém da família tenha histórico de doenças cardíacas, procure um médico para um check-up - é fundamental. Alguns exames conseguem mensurar

como está a saúde cardíaca e até mesmo prevenir um evento cardiovascular, que pode ser fatal.

2) Diabetes – atinge cerca de 10% da população brasileira. É um dos fatores de risco cardiovascular, pois ajuda a formar placas de gordura nos vasos, o que resulta em bloqueio que leva ao infarto. É preciso uma dieta saudável e tomar os medicamentos receitados pelo médico para controlar a doença.

3) Hipertensão arterial - pressão alta é silenciosa, praticamente sem sintomas. Com o tempo, lesa os rins; o coração faz muito esforço para trabalhar, hipertrofiando e, posteriormente, dilatando. Aferir a pressão com frequência, controlar o sódio e tomar os medicamentos prescritos por um cardiologista mantém a pressão dentro do padrão. Em alguns casos de pressão alta, há palpitação, dor de cabeça, cansaço e tontura.

4) Tabagismo - quem fuma pode tirar alguns anos da própria vida por algo evitável. O cigarro aumenta a chance de infarto e é a uma das principais causas de morte em todo o planeta. Cerca de 20% delas ocorrem por eventos cardiovasculares. Os fumantes passivos também podem desenvolver doenças cardíacas.

5) Colesterol Alto - quando há muita gordura no sangue, pode entupir as artérias, uma das causas principais da aterosclerose, que leva ao infarto. Ter uma dieta balanceada, sem excesso de gorduras saturadas e zero de gorduras trans, ajuda o corpo a se defender. Atividade física ajuda a aumentar o colesterol bom, responsável por limpar a gordura ruim do corpo.

6) Estresse - os hormônios do estresse - adrenalina e cortisol – também lesam o corpo silenciosamente. Um dos problemas: aumento da pressão arterial, o que acarreta problemas cardíacos e renais. Procurar atividades relaxantes e controlar mais as próprias emoções ajudam a reduzir o estresse. Além disso, dormir bem é importante para a redução do que pode ser chamado de mal do século.

7) Má alimentação - a base de um bom funcionamento do organismo vem da comida. Alimentar- se saudavelmente, com um cardápio que inclua frutas, verduras, legumes e grãos, fornece o que o organismo precisa para manter todas as funções em perfeita ordem. Excesso e consumo frequente de muito sal, frituras e alimentos muito gordurosos não combinam com um coração saudável.

8) Sedentarismo - cada vez menos se faz exercícios físicos, principalmente em grandes cidades. No entanto, a atividade física pode reduzir colesterol, diminuir a pressão arterial, aumentar a capacidade cardiorrespiratória, trazer bem-estar, reduzir o estresse etc. Há inúmeras boas razões para se mexer mais. Mas quem pensa em praticar esportes ou fazer academia, precisa antes consultar um cardiologista para avaliar a condição antes do esforço.

Ao final das contas, nada como prevenir – este é o melhor dos remédios para toda a vida.

30

Cigarro,

prazer que arruína e mata

É proibido fumar em locais fechados e até nas calçadas em que há mesas de bar - agora é lei; aliás, debaixo de qualquer toldo a fumaça não se dilui e está vetada; fumódromos foram eliminados das empresas; não se pode fumar nos meios de transporte público nem nos táxis. Nos Estados Unidos e em alguns países europeus é proibido também fumar nos parques públicos e até em calçadas.

As restrições vão se alastrando, o cerco se fecha, transformando os fumantes em cidadãos de segunda classe ou portadores de doença contagiosa, pois passivos também podem sofrer as consequências. Sem falar daquelas ilustrações assustadoras estampadas nos maços de cigarro.

Cheiro de fumaça desagrada aos mais sensíveis, principalmente ex-fumantes, temerosos de voltar ao vício; em casa, geralmente, nada é proibido. Mas a reação da família costuma ser tão severa, que o melhor é sair à rua para umas baforadas; essa reação costuma ser mais irada por parte dos mais jovens, que hoje em dia recebem as informações mais cedo.

E assim o mundo vai ficando cada vez menor e mais restrito para os fumantes, que não devem se queixar de perseguição ou de preconceito. Trata-se apenas de uma natural manifestação da Humanidade pela preservação da vida. E os próprios viciados sabem disso.

No último dia 31 de maio foi celebrado mais um Dia Mundial sem Tabaco, data criada em 1987 pela OMS – Organização Mundial da Saúde, com foco também nos danos que a produção e o uso do tabaco provocam no meio ambiente, na exploração do trabalho infantil e nas consequências do fumo passivo. No Brasil, o tema foi "Fumar: faz mal pra você, faz mal pro Planeta".

Uma pesquisa feita pelo IBGE e pelo Ministério da Saúde mostrou que aproximadamente 25 milhões de brasileiros com mais de 15 anos fumam derivados de tabaco. Pior: 93% dos fumantes declararam ter ciência dos males do fumo e 67% perceberam campanhas antitabaco nos meios de comunicação. Apesar disso, apenas 52% tinham planos de parar e só 7% queriam pôr a ideia em prática no mês seguinte à pesquisa.

Como se vê, a luta entre a vontade de parar e a dependência dos componentes químicos do cigarro é de vida ou morte. Alguns medicamentos e uma boa terapia hoje são mais eficientes no combate ao tabaco. Porém, o milagre da cura só depende mesmo da força de vontade do fumante.

Uma ajuda importante certamente está no livro do professor Paulo Frigério, "A insuperável alegria da vitória – Como nocautear o cigarro e evitar tragédias", da Scortecci Editora. Pouco mais de cem páginas de uma emocionante vitória sobre o vício.

Pois, afinal, os números são alarmantes, segundo a OMS; a cada ano cerca de cinco milhões de pessoas morrem por fatores ligados ao tabaco; em duas décadas, podem ser oito milhões, a maioria em países com menor renda. Alerta da OMS: "O tabaco mata mais que tuberculose, Aids e malária juntas". No Brasil, segundo dados do Instituto Nacional do Câncer, 11% das mortes são atribuídas ao cigarro. Entre as provocadas por câncer de pulmão, traqueia e brônquios, 72% devem-se ao tabagismo.

Números semelhantes podem ser relacionados às mortes provocadas por doenças do coração, como AVC`s, hipertensão, ataque cardíaco, aterosclerose e outras. A fumaça do cigarro é uma mistura de mais de 4.700 substâncias tóxicas, todas com alto poder de destruição, como monóxido de carbono, alcatrão ou nicotina.

Por mais que o fumante tenha prazer no seu vício, ele precisa saber que, aos poucos, está também a caminho de um enfarte. O Instituto Nacional do Coração, Pulmão e Sangue dos Estados Unidos relacionou algumas causas de doenças cardíacas provocadas pelo fumo:

- Espessamento do sangue, o que dificulta o transporte de oxigênio às extremidades do corpo por meio da circulação;

- Aumenta a pressão e o ritmo cardíaco, o que força o coração a trabalhar mais;

- Reduz as taxas de colesterol bom (HDL) e aumenta o colesterol ruim (LDL) na corrente sanguínea;

- Provoca ritmo cardíaco anormal e aumenta a reação inflamatória do corpo, o que favorece o aparecimento de placas de gorduras nas artérias;

- Endurece as paredes das artérias, deixando-as mais estreitas e dificultando assim o bombeamento de sangue pelo músculo cardíaco.

Esses são os perigos, embora os males comprovados nem sempre tenham sucesso na luta antitabaco. Esse dado também preocupa: um levantamento do Instituto do Câncer do Estado de São

Paulo Octavio Frias de Oliveira mostrou que quase dois terços (65%) dos fumantes atendidos ali não conseguem largar o cigarro. Mesmo com o diagnóstico de tumor.

A verdade é que esse corredor é muito estreito e perigoso - não vale a pena entrar nele. Poucos conseguem atravessá-lo, muitos são abatidos antes por alguma doença; quem insiste sabe que terá terríveis desafios pela frente, com poucas chances de sucesso, pois nada neste caminho favorece – e o final é quase sempre de tristeza. Portanto, arme-se de força de vontade e fuja desse vício enquanto é tempo.

Afinal, viver bem e com boa saúde ainda é a melhor escolha.

31

Uma velhice saudável para honrar essa vida

"A alma nasce velha e se torna jovem.
Eis a comédia da vida.
O corpo nasce jovem e se torna velho.
Eis a tragédia da alma."
Oscar Wilde

Com a alma rejuvenescida e o cérebro em perfeito estado, às vezes é difícil conviver com as limitações que a vida impõe aos mais velhos durante a caminhada. O importante é resistir e se sentir bem, sem pensar muito na idade, mas tomando todos os cuidados para impedir tropeços e uma jornada perversa, como o avanço de doenças.

Não há como fugir: como todos os seres vivos, a régua da vida um dia se esgota. Até lá, vamos manter o corpo e a alma de bem com a natureza e seguir sempre em busca do que realmente interessa: uma vida longa e saudável.

É bom começar com informações importantes: o avanço da idade provoca alterações no corpo e interfere diretamente na alimentação e no estado de nutrição de uma pessoa. Em consequência, o idoso é menos ativo fisicamente e tende a consumir menos calorias que os mais jovens, o que acelera a deficiência de vitaminas.

Há uma queda na capacidade de transporte de nutrientes e, por isso, uma dieta correta é fundamental para vencer desafios na manutenção da boa saúde. Os ventos estão favoráveis: a expectativa de vida ao nascer no Brasil subiu para 75,2 anos, muito em razão dos avanços da medicina. E as recomendações para um envelhecimento saudável e com boa qualidade de vida incluem alimentação apropriada e a prática de exercícios físicos, o que diminui o risco de quedas e fraturas e ainda promove uma convivência mais agradável. Todos esses fatores contribuem para melhorar a autoestima e a autoconfiança, com independência física e psíquica.

Atividades como caminhadas ajudam a manter a capacidade cardiorrespiratória e diminuem a perda de massa óssea. Mas é preciso se precaver: um idoso sedentário que pretende iniciar um exercício deve se submeter antes a uma avaliação médica. Depois disso, saiba que a atividade física reduz sintomas de depressão e ansiedade e ainda melhora o humor.

E não pense que nada agora será mais possível em razão dos excessos do passado. É possível reverter os desvios da história, levantar a cabeça e recuperar a boa saúde. As pessoas jamais devem se render. Três caminhos podem ajudar bastante: primeiro, uma prevenção severa para evitar a ocorrência de doenças; segundo, ações para detectar problemas de saúde em seu estágio inicial para facilitar o diagnóstico e seu tratamento. Isso evita disseminação e suas consequências, como rastreamento do câncer de mama ou próstata, aumento do risco cardiovascular, etc. E, terceiro, ações com o objetivo de reduzir prejuízos funcionais que decorrem de problemas agudos ou crônicos, incluindo a reabilitação; aí entram o pós infarto ou acidente vascular

O mais importante de tudo, como se percebe, é a prevenção. E não há nenhum mistério nessa receita simples:

- hábitos saudáveis na alimentação;

- atividades físicas de forma regular;

- acompanhamento médico periódico;

- descanso e lazer adequados;

- estímulo da mente, que deve se manter ativa e produtiva.

Programas culturais dão um ótimo suporte a esse quesito.

Uma atenção especial deve ser dedicada ao coração, especialmente depois dos 60 anos. Nessa fase há uma maior incidência de pessoas com problemas cardíacos no Brasil e é preciso ficar atento a pequenos sinais, como o cansaço sem causa aparente. Doenças cardíacas representam o terceiro maior fator de morte no País e qualquer descuido pode ser fatal.

Nesse processo lento do avanço da idade, o desenvolvimento de doenças cardiovasculares é preponderante. Arritmias cardíacas, bloqueios elétricos, estenose aórtica (abertura reduzida da válvula), aneurismas dos vasos (dilatações) ou doenças coronarianas são alguns diagnósticos mais frequentes, pois há maior enrijecimento dos vasos e válvulas, além de distúrbios elétricos que podem levar à diminuição dos batimentos cardíacos.

O coração é bastante afetado na velhice em razão de alterações estruturais e funcionais do sistema circulatório e facilitam o desenvolvimento de doenças cardiovasculares: acúmulo de gordura nos tecidos, perda da elasticidade dos vasos, além de calcificação das válvulas e discreto aumento de volume.

Temos de levar em conta a genética, obviamente - pessoas de uma mesma família com histórico de doenças têm riscos maiores e semelhantes. Porém, não é só. Fatores externos podem e devem ser controlados para melhorar a qualidade de vida do ser humano e prolongar sua longevidade. E entre esses estão o fumo, o estresse, o diabetes, a hipertensão, o estilo de vida e de alimentação, a obesidade, as alterações dos níveis de colesterol e/ou triglicérides (dislipidemia), o sedentarismo (falta de atividade física), entre outros.

Cada um desses itens está ligado diretamente com o desempenho da máquina que bate e bombeia o sangue em nosso peito. Melhor mantê-la em ordem e com a garantia de todas as revisões.

Um dia a caminhada chegará ao fim, é inevitável. O bom senso recomenda seguir sempre em frente, de forma saudável e com dignidade. Nascemos para isso – vamos honrar.

32

Cubra de carinho

o coração da mulher

De manhã, uma loucura: preparar o café, acordar as crianças, conferir cada mochila, levá-los para a escola, o trânsito que não anda, enerva, não há como estacionar, o guarda ameaça multar – fortes emoções. Uma respirada profunda, mas o dia só começou. Claro, para as que têm carro. Para as mais pobres, a situação é ainda mais difícil: talvez ainda estejam sacolejando nos ônibus, filhos numa mão e mochilas na outra, de pé, num aperto danado.

Da escola algumas seguem para o trabalho; os desafios profissionais são cada vez maiores, na medida em que provaram competência para ocupar os cargos que, antes, eram só dos homens. Portanto, sem folga e adrenalina a mil: trabalhar numa longa jornada ou malhar nas academias, frequentar novos cursos, levar filhos a aulas complementares ou delínguas. Todo este conjunto de tarefas estafantes ajuda a compor o perfil da mulher moderna – esta mãe e profissional determinada, de múltiplas funções.

Mas chega um momento em que é preciso parar, conferir o estado geral e refletir sobre o peso desse ritmo alucinado na sua saúde. O coração suporta tanta carga? Loucura demais não leva ao fim depressa demais?

Comecemos então com esta informação: as doenças cardiovasculares em mulheres matam seis vezes mais do que o câncer de mama, por exemplo. E as brasileiras são líderes das Américas em acidente vascular cerebral (AVC): têm três vezes mais o problema que as americanas e canadenses.

Entre os principais fatores de risco das mulheres estão hipertensão, colesterol, diabetes, obesidade abdominal, sedentarismo, cigarro e interação entre fumo e anticoncepcional (neste caso, a partir dos 30 anos pode causar trombose venosa e uma consequente embolia pulmonar).

Para mudar esse quadro, e é possível, como sempre o melhor remédio é a prevenção; assim, procure seu médico. Deve-se levar em conta que a maioria das mulheres não tem consciência desses problemas de coração, pois concentra a preocupação nos exames ginecológicos, como os de mama e útero.

Diferentes dos homens, as mulheres frequentemente não apresentam os sintomas típicos de doença cardíaca do apresentam, são considerados atípicos. Em vez da dor e compressão que duram vinte minutos seguidos - um sinal de infarto nos homens -, as mulheres geralmente sentem uma angina moderada, que vem e vai.

Sintomas que mais parecem azia e indigestão do que doença coronariana. Ou elas podem simplesmente se sentir cansadas ou com náuseas. A falta de sintomas "clássicos" torna difícil diagnosticar a doença coronariana para orientar a investigação. É importante que as mulheres falem com seus médicos sobre tais sintomas atípicos - podem sinalizar doença coronariana. Daí serão examinados outros fatores de risco que podem ser indicadores.

Mulheres com sintomas reconhecidos devem ser classificadas, assim como aquelas com fatores de risco significativos (dislipidemia ou diabetes). Nesse caso, podem ser aconselhadas a testes complementares mesmo que não apresentem sintomas.

No passado, muitos sintomas como angina eram considerados resultado de placas fixadas que limitavam o fluxo de sangue para o coração. Hoje, no entanto, essa visão tradicional está sendo contestada.

Pesquisadores do estudo da Avaliação da Síndrome Isquêmica das Mulheres descobriram que em aproximadamente um terço dos casos, em quem mostra pequeno ou nenhum estreitamento, a disfunção endotelial pode ser responsável pela isquemia. Também em alguns casos a placa nas artérias das mulheres pode se acumular em um padrão homogêneo e regular - diferente da típica placa grumosa que se forma nas artérias dos homens -, que os testes padrão não detectam ou apresentam maior dificuldade para detectar.

Como resultado, é importante que as mulheres que não apresentam sintomas de doença coronariana, nem mostram artérias estreitadas em um cateterismo, sejam submetidas a testes complementares para avaliar a presença ou não de doença coronariana.

Mas um ponto muito relevante deve ser levado em consideração: o número de mulheres que usa pílulas anticoncepcionais cresce gradativamente. Na maioria dos casos o objetivo é evitar a gravidez indesejada, mas a falta de informação sobre o uso correto do medicamento pode comprometer sua eficácia e causar sérios danos à saúde.

A combinação de hormônios sintéticos - drosperinona, etinilestradiol, estrogênio e progestágeno - com substâncias tóxicas ingeridas através do cigarro é extremamente perigosa. Os principais problemas de saúde ocorrem principalmente no sistema vascular, composto por coração, veias e artérias.

Jovens fumantes têm de quatro a dez vezes mais chance de ter uma doença vascular do que as que não fumam.

Logo, se buscam melhor qualidade de vida, convém repensar aquele estressante cotidiano. E largar o cigarro, claro.

33

Tecnologia e eficácia dos exercícios físicos

O hábito de praticar exercícios traz benefícios reconhecidos por todos. Para a medicina, o sedentarismo é algo que deve ser combatido. Sempre. Cada indivíduo, porém, deve ser visto e avaliado em suas características específicas. Afinal, qualquer que seja a motivação para se exercitar – melhoria da qualidade de vida, saúde, prazer, auto-estima -, as pessoas diferem não só em razão de fatores genéticos ou em função da idade. Há aspectos físicos individuais significativos, entre os quais podemos citar as dimensões do coração, o diâmetro ósseo, a massa muscular, a flexibilidade e a distribuição de gordura.

Essas diferenças explicam a razão de alguns obterem rapidamente os resultados que almejam com os exercícios enquanto outros, ao contrário, se frustram por mais esforço que façam. Mais relevante do que a rapidez com que se alcançam os objetivos é conhecer a real condição para a prática de exercícios. E o primeiro passo para tanto é uma avaliação médica meticulosa que identifique não somente as diferenças individuais como indique o tipo adequado de atividade para cada pessoa e preveja avaliações periódicas.

A experiência mostra que todos podem e devem praticar exercícios. Por exemplo, o conhecimento médico- científico já consagrou práticas e padrões para quem convive com alguns males contemporâneos como a hipertensão, a obesidade ou cardiopatias. Para essas pessoas, a caminhada é o exercício recomendável, estabelecendo-se como parâmetro frequência de três vezes por semana, em períodos de 40 minutos.

Nesse ponto, o acompanhamento é fundamental. Sem entrar em aspectos muito técnicos, e apenas para ilustrar, indivíduos com as limitações devem monitorar sua frequência cardíaca entre 50% e 70%, este último percentual como limite máximo, sobretudo para os que se submeteram a cirurgias cardiovasculares ou têm propensão a alguma doença neste órgão vital de todo ser humano.

E é particularmente aqui que os avanços tecnológicos se apresentam cada vez mais como um coadjuvante crucial para que cada pessoa, conhecidos seus limites e suas características físicas individuais, possa obter o máximo de exercícios físicos, sem comprometer o organismo com sobrecargas e estresse indesejáveis ou, ainda, ficar aquém de seus potenciais, realizando atividades que, ao final, se revelam inócuas.

Do ponto de vista da saúde, tudo o que contribui para aperfeiçoar a boa prática dos exercícios físicos é bem-vindo. Os avanços tecnológicos se enquadram nesta categoria. Para ficar em exemplo que vem se tornando cada vez mais corriqueiro, convém mencionar os aparelhos cuja denominação técnica é frequencímetro e que já se popularizam como monitores cardíacos. Criados e inicialmente utilizados para medir limites de profissionais do esporte, esses aparelhos evoluíram a ponto de, hoje, possibilitarem a prática segura de exercícios por camadas cada vez mais amplas, obedecendo-se sempre recomendações e avaliações médicas.

Assim, tanto é possível monitorar atividades físicas moderadas, recomendáveis para pessoas sedentárias que estão iniciando a prática frequente de exercícios, como para quem necessita controlar o peso ou mesmo aos que, em razão de suas características individuais, podem se permitir exercícios aeróbicos mais intensos, com ganhos para o coração e o sistema respiratório.

O monitor atua a partir de uma cinta presa ao peito que transmite os batimentos cardíacos para um relógio de pulso o qual, por sua vez, possibilita a leitura fácil e os ajustes no esforço do exercício segundo as recomendações do médico. Modelos mais modernos do aparelho já foram desenvolvidos e poderão ser operados a partir de celulares. Com inovações como esta, a prática da atividade física, antes cercada de limitações, torna-se cada vez mais eficaz e segura, trazendo benefícios para a saúde e qualidade de vida de um número crescente de pessoas.